肝病理標本の読み方

編集：**神代　正道**（久留米大学医学部病理学教室教授）

執筆：神代　正道／佐田　通夫／内村　恭代／鹿毛　政義
　　　日野　照子／古賀郁利子／島松　一秀／中島　収

日本メディカルセンター

■**執筆者一覧**（執筆順）

神代　正道（久留米大学医学部病理学教室教授）
佐田　通夫（久留米大学医学部第二内科学教室教授）
内村　恭代（久留米大学医学部第二内科学教室助手）
鹿毛　政義（久留米大学医学部病理学教室助教授）
日野　照子（久留米大学医学部第二内科学教室助手）
古賀郁利子（久留米大学医学部第二内科学教室助手）
島松　一秀（久留米大学医学部病理学教室講師）
中島　　収（久留米大学医学部病理学教室講師）

序　文

　近年，従来から知られていた種々の肝疾患の病理像に関し多くの新しい情報がもたらされた．その代表的なものとして，C型肝炎の実態が明らかになるとともに，非活動性で実害のないと考えられていた20〜30歳代のC型慢性肝炎が，経過とともに組織像の増悪をきたし，中年以降に至り急速に肝硬変へと進展することが判明し，慢性肝炎の組織分類の改訂を促したことが挙げられる．

　さらに，わが国における肝の病理診断を巡る特徴的な年代的変化として，腹部画像診断のめざましい進歩，普及，ならびに肝癌発生高危険群の定期的なfollow-up体制の確立により，慢性肝病変における微小な結節性病変の生検標本ならびに切除標本の診断の機会が飛躍的に増加したことが挙げられる．このうち多くを占める早期の微小な肝細胞癌は異型に乏しい高分化癌よりなるため，従来の肝細胞癌の剖検例あるいは切除例に基づいた古典的な病理学的知識では十分に対応できないことは周知のごとくである．微小結節病変の増加とともに，腺腫様過形成（dysplastic nodule）に代表される，肝細胞癌の前癌病変ともみなされる結節性病変，あるいは境界病変の診断が新たな問題として生じてきた．また画像診断の普及は，かつては経験することの少なかった「限局性結節性過形成」や「血管筋脂肪腫」をはじめ種々の結節性病変の生検例，切除例の増加をもたらし，それらの病変についての正確な病理学的知識の習得が要求されるようになった．

　本書は雑誌『臨牀消化器内科』に連載された「肝病理標本の読み方」を基にし，上述したような各疾患の病理組織学的概念の変遷をも十分に踏まえ，加筆して内容の充実を期した．本書は肝臓専門医を志す臨床医，ならびに肝臓病理を専門としない病理医にとり手軽な参考書となることを目指している．日常の診療，あるいは病理診断に当たり，少しでも本書が役に立てば望外の喜びである．なお，肝病理標本，とくに結節性病変の診断に当たっては，決して標本の読みのみにとらわれることなく，画像所見をはじめ臨床所見，臨床医の意見をも考慮に容れた幅広い読み方を心がけることが重要であることを強調したい．

　本書の企画から出版に至るまで，多大なご努力をいただいた日本メディカルセンター編集室のスタッフに深甚の感謝を表します．

平成13年3月

久留米大学医学部病理学教室教授
神代　正道

目　次

1. 正常肝の組織像——基本的構築　　　　　　　　神代正道／9
　Ⅰ. 肝小葉／9
　Ⅱ. 門脈域／11

2. 急性ウイルス性肝炎　　佐田通夫, 内村恭代, 鹿毛政義, 神代正道／13
　Ⅰ. AVHにみられる共通の肝病理所見／13
　Ⅱ. 起因ウイルスと急性肝炎の組織像／15

　　A型急性肝炎の肝組織像／15　B型急性肝炎の肝組織像／16　D型急性肝炎の肝組織像／16　C型急性肝炎の肝組織像／16　E型急性肝炎の肝組織像／17　G型急性肝炎の肝組織像／17

3. 慢性ウイルス性肝炎　　　　　　　　　　　　　鹿毛政義／19
　Ⅰ. 慢性肝炎とは／19
　Ⅱ. 慢性肝炎の組織像／19

　　基本的な慢性肝炎の組織像／19　実際に肝生検を"読む"うえでの視点／19　B型とC型慢性肝炎の組織像には特徴がある／21

　Ⅲ. 慢性肝炎から肝硬変への進展について／22

　　組織学的進展形態／22　B型肝炎とC型肝炎の組織学的進展形態の違い／22

　Ⅳ. 肝小葉構築の歪みの評価のポイント／22
　Ⅴ. 新しい慢性肝炎の分類／22

　　従来の慢性肝炎分類の問題点／22　新しい慢性肝炎分類の概要／23　新しい慢性肝炎の分類の実際／23

4. 自己免疫性肝炎　　　　佐田通夫, 日野照子, 鹿毛政義, 神代正道／25
　Ⅰ. AIHでみられる肝組織所見／25

Ⅱ．AIH とウイルス性肝炎の肝組織像の比較／28

　　Ⅲ．AIH における胆管病変／30

　　Ⅳ．急性肝炎像を示す AIH／31

　　Ⅴ．肝硬変像を呈する AIH／31

5．薬剤性肝障害　　　　　　　　佐田通夫，古賀郁利子，鹿毛政義，神代正道／33

　　薬剤性肝障害の分類と組織像／33

　　肝細胞障害型／34　胆汁うっ滞型／36　脂肪沈着型／36　血管障害型／37
　　増殖性病変・腫瘍形成型／38　その他の病変／38

6．アルコール性肝障害　　　　　　　　　　　　　　島松一秀，鹿毛政義／41

　　Ⅰ．生検標本の読み取りのポイント／41

　　　Mallory 体の出現／41　脂肪変性／41　線維化／41　好中球浸潤／43
　　　その他／43

　　Ⅱ．アルコール性肝障害の分類／43

　　　アルコール性脂肪肝／43　アルコール性肝線維症／44　アルコール性肝
　　　炎／44　アルコール性肝硬変／44

　　Ⅲ．アルコール性肝硬変と肝細胞癌の関連について／44

　　Ⅳ．病歴（飲酒歴）の重要性／44

7．原発性胆汁性肝硬変と原発性硬化性胆管炎
　　　　　　　　　　　　　　　　　　　　　　　　　島松一秀，鹿毛政義／47

　　Ⅰ．原発性胆汁性肝硬変（primary biliary cirrhosis）／47

　　　臨床事項／47　生検診断のポイント／47　生検診断上の問題点／48　鑑別
　　　疾患／48

　　Ⅱ．原発性硬化性胆管炎（primary sclerosing cholangitis）／50

　　　臨床事項／50　生検診断のポイント／50　生検診断上の問題点／50　鑑別
　　　疾患／50

　　Ⅲ．autoimmune cholangiopathy／50

8. 肝硬変 　　　　　　　　　　　　　　　鹿毛政義,内村恭代／53

Ⅰ. 肝硬変の定義／53

Ⅱ. 肝硬変の分類／53

　ウイルス性肝硬変／53　アルコール性肝硬変／55　うっ血性肝硬変／55
　胆汁性肝硬変／56

Ⅲ. 針生検による病型分類の問題―病変分布の不均一性／57

Ⅳ. 肝生検による肝硬変診断のポイントと留意点／57

　慢性肝炎と肝硬変の鑑別について／57　肝小葉構築をどのように読むか／
　57　断片化した肝生検組織も病理所見である／57　楔状生検では、病変の
　過大評価とartifactに注意／57　生検組織の採取は、長く、太くを心掛け
　る／58

9. 寄生虫性肝疾患 　　　　　　　　　　　　　　　　　中島　収／59

Ⅰ. 日本住血吸虫症／59

Ⅱ. 凝固壊死性結節／61

Ⅲ. その他の寄生虫感染症／63

10. 代謝性疾患 　　　　　　　　　　　　　　　　　　鹿毛政義／65

Ⅰ. 糖原病(glycogen strage disease)／65

　概　念／65　病理組織像／65　ポイント／65

Ⅱ. α_1-antitrypsin欠損症／65

　概　念／65　病理組織像／66　ポイント／67

Ⅲ. Gaucher病／67

　概　念／67　病理組織像／67　ポイント／68

Ⅳ. Wilson病／68

　概　念／68　病理組織像／69　ポイント／70

Ⅴ. ヘモクロマトーシス (hemochromatosis)／70

　概　念／70　病理組織像／70　ポイント／70

Ⅵ. アミロイドーシス(amyloidosis)／70

　概　念／70　病理組織像／70　ポイント／70

11. 肝細胞癌──早期の高分化癌, ならびに特殊な肝癌を中心にして

神代正道／71

Ⅰ. 肝癌の基本的形態／71

Ⅱ. 高分化型肝癌の読み方／71

早期の高分化型肝癌は肉眼的に境界不明瞭な結節性病変のことが多い／71
高分化型肝癌の組織学的特徴／72

Ⅲ. 高分化癌の分化度の低下と腫瘍増殖／74

Ⅳ. 肝癌の特殊型／74

硬化型肝癌／75　高度のリンパ球浸潤を伴う肝癌／76　肉腫様肝癌／76
混合型肝癌／76

12. 肝癌以外の結節性病変

① 上皮性病変

神代正道／79

Ⅰ. 腫瘍性病変／79

肝細胞腺腫(liver cell adenoma)／79　胆管細胞腺腫(bile duct adenoma)／80　肝内胆管癌(cholangiocarcinoma)／80　胆管過誤腫(biliary hamartoma, von Meyenburg complex)／82　肝癌類似の転移性腫瘍(metastatic carcinoma mimicking hepatocellular carcinoma)／82

Ⅱ. 非腫瘍性病変／85

腺腫様過形成(adenomatous hyperplasia, dysplastic nodules)／85　異型腺腫様過形成(atypical adenomatous hyperplasia)／85　限局性結節性過形成(focal nodular hyperplasia；FNH)／85　結節性再生性過形成(nodular regenerative hyperplasia)／87

② 非上皮性病変

中島　収／89

Ⅰ. 腫瘍性病変／89

海綿状血管腫(cavernous hemangioma)／89　血管筋脂肪腫(angiomyolipoma)／89　類上皮血管内皮腫(epithelioid hemangioendotheioma)／89　血管肉腫(angiosarcoma)／90

Ⅱ. 非腫瘍性病変／90

炎症性偽腫瘍(inflammatory pseudotumor)／90　孤立性壊死性結節(solitary necrotic nodule)／91　限局性脂肪化(focal fatty change)／93　偽脂肪腫(pseudolipoma)／94　偽リンパ腫(pseudolymphoma)／95　その他のまれな腫瘍／95

1. 正常肝の組織像

―基本的構築―

I. 肝 小 葉

　組織学的に肝臓は，肝小葉と小葉間結合織である門脈域からなる（図1）．横断面では小葉は中心静脈を中心に肝細胞が1列に並ぶ細胞索として見られるが（one-cell plate）（図2a），部分的には2列に並んで見えることもある．とくに，肝硬変では，活発な肝細胞再生のため肝細胞索は2列に並ぶことが多い（two-cell plate）（図2b）．肝細胞間には毛細胆管が存在し，胆汁うっ帯時には胆汁が貯留し胆栓を形成する．肝細胞索間には洞様毛細血管である類洞があるが，基底膜のない微小循環系と解釈される．しかし，肝硬変になると超微構造的に，基底膜様構造が種々の程度に観察されるようになる．類洞壁に沿っては血管内皮細胞，Kupffer細胞，伊東細胞（fat storing cell）などがあり，肝臓の状態により種々の変化を示す．免疫組織学的にKupffer細胞はCD 68，伊東細胞はactin（alpha smooth muscle actin）陽性を呈し同定される（図3）．しかし，類洞内皮細胞は通常の血管の内皮細胞と異なり，CD 34，第8因子関連抗原いずれも陽性反応は示さない．肝硬変で類洞の毛細血管化が生じると，血管内皮細胞はCD 34ある

いは第8因子関連抗原，基底膜様構造はlamininを発現することがある．肝癌の類洞様血液腔の内皮細胞はCD 34，第8因子関連抗原とも陽性となり，血管の性格を示す（図4）．類洞と肝細胞の間にはDisse腔があり，肝細胞面から微絨毛が突出し，類洞内血液との間の物質交換の場となっている．

　肝小葉は中心静脈周辺の中心帯，門脈域周辺の辺縁帯，中心帯と辺縁帯の中間の中間帯の3層に分けられる．原因によっては肝細胞の変性・壊死の拡がりが，それぞれの領域に局在してみられることがある．高度のうっ血や重症感染症における中心帯の肝細胞の変性，脂肪化（図5），壊死，出血，黄熱病における中間帯壊死，子癇における辺縁帯壊死などは，その好例である．

　以上のような解剖学的な肝小葉に対し，血流動態を重視して門脈末梢枝を含む門脈域を中心とした小葉単位（細葉）の概念（Rappaportの肝細葉構造説）があり[1]，血流動態の異常に基づく肝の変化の解釈には都合がよい．Rappaportは中心静脈を中心とする古典的な解剖学的肝小葉構造に対し，肝内の微小循環に重点をおいて門脈末梢枝を中心にzone 1〜3の3層に分ける細葉構造を提唱した（図6）．この細葉構造では，

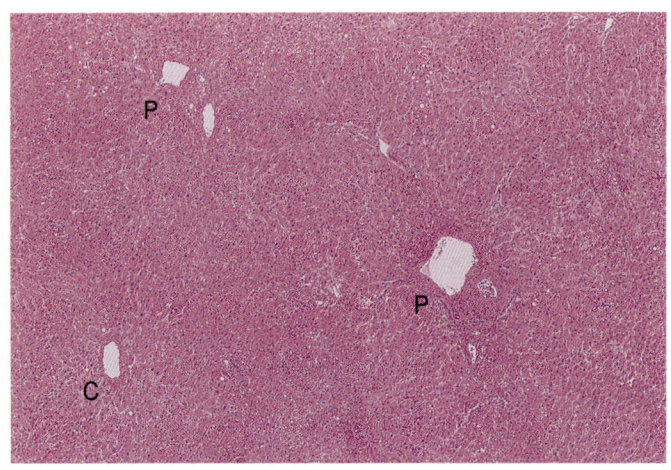

図1 正常肝組織
　門脈域(P)と中心静脈(C)(HE × 15)

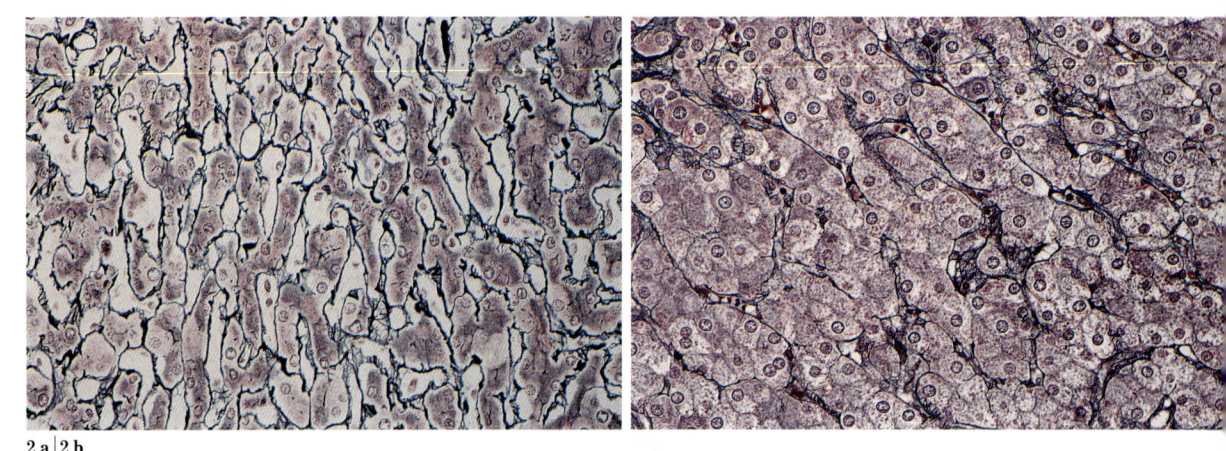

図2 肝細胞索
　a：正常肝組織は1列に並ぶ索状配列を示す(one-cell plate).
　b：肝硬変になると肝細胞の再生のため,2列に並ぶことが多い(two-cell plate).
　　(鍍銀法, a：×100, b：×200)

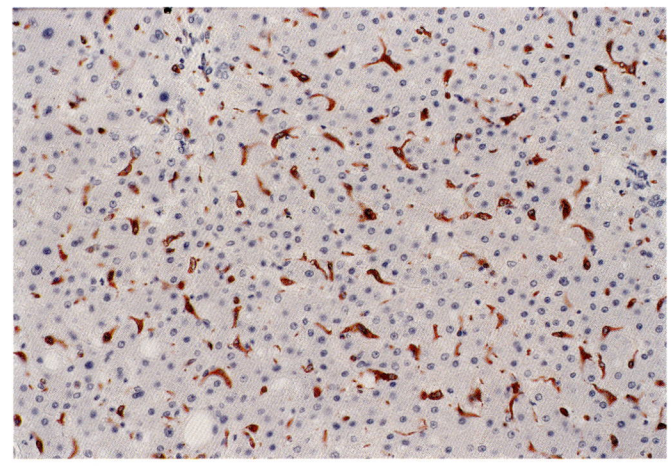

図3 免疫染色によるKupffer細胞の同定
　再生過程の活発な肝硬変組織の抗CD68抗体を用いた免疫染色で,Kupffer細胞は陽性となり同定できる.(ABC法　×50)

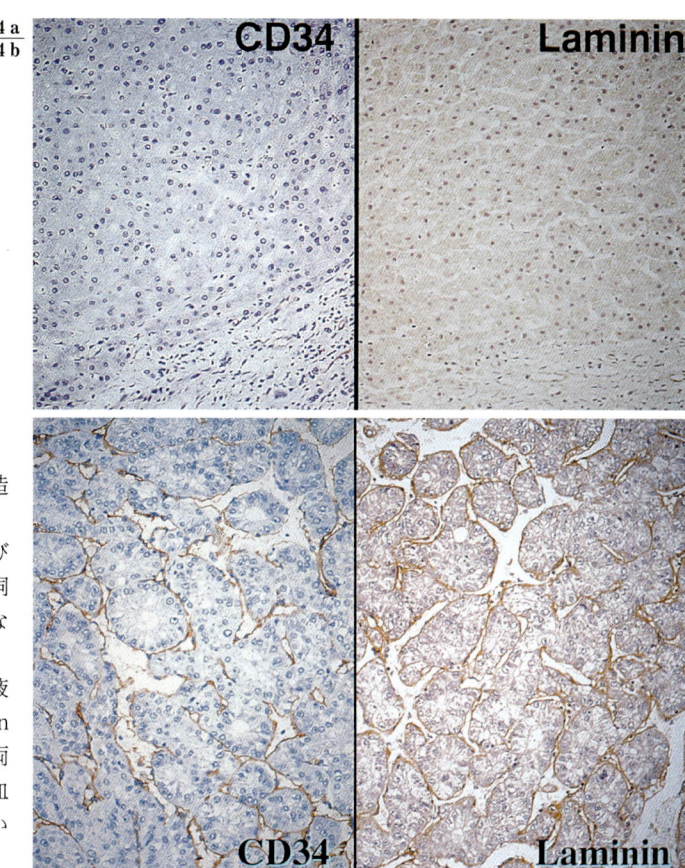

図4 類洞内皮細胞，基底膜様構造の同定
 a：肝硬変ではCD 34，およびlamininとも陰性であり，類洞は血管としての性格を示さない．
 b：肝細胞癌における類洞様血液腔のCD 34，およびlaminin陽性所見．類洞様血液腔は両抗原を強く発現しており，血管としての性格を表している．

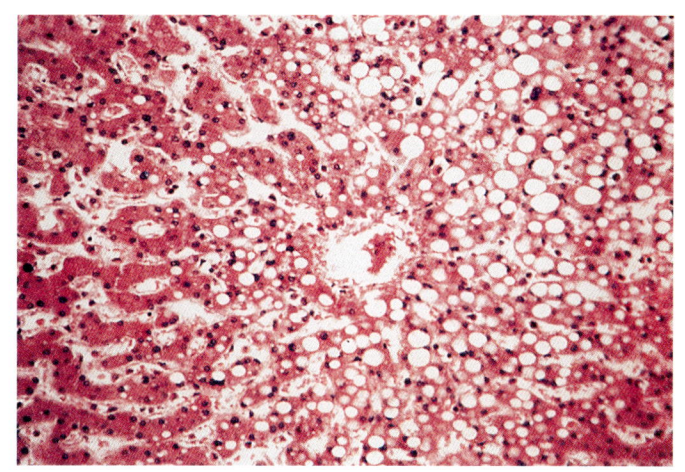

図5 うっ血肝における中心帯の脂肪化
　中心静脈を中心とする領域に肝細胞の著明な脂肪化をみる．

zone 3の肝細胞は輸出血管である中心静脈に接し，輸入血管である門脈末梢枝からもっとも離れているため肝内の血流異常による変性，障害をもっとも受けやすい．

II. 門脈域

かつて，門脈域はグリソン鞘と呼ばれること

が多かったが，最近では門脈域（portal tract, portal triad）と呼ばれることが多い．線維性結合織よりなり，中に小葉間胆管，小葉間動脈，門脈枝，リンパ管，神経を含む．門脈域は肝門部より血管，胆管，神経を伴って肝内に入り，樹状に分布し肝実質を支持している．このほかの線維成分としては，肝実質内の類洞（Desse腔）と肝細胞索に沿って細網線維があり，肝細胞を支持しているが，その様子は鍍銀法によって容易に観察される（図2）．ウイルス性肝炎をはじめ種々の慢性肝障害では，門脈域を中心に線維化を生じ，終局的に進展した線維の結合，ならびに肝細胞の再生とあいまり偽小葉（再生結節）を形成し，肝硬変へと至ることは周知のごとくである（図7）．

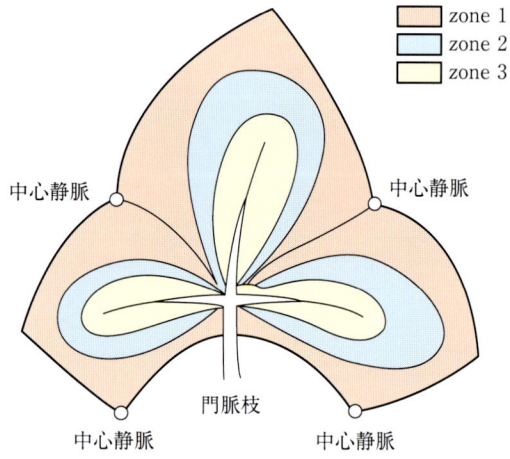

図6 Rappaportの肝細葉模式図
グリソン鞘に沿った門脈枝に接するzone 1は豊富な血流を受けるため障害を受けにくく，門脈枝からもっとも離れたzone 3は血流障害による酸素欠乏の影響を受けやすい．

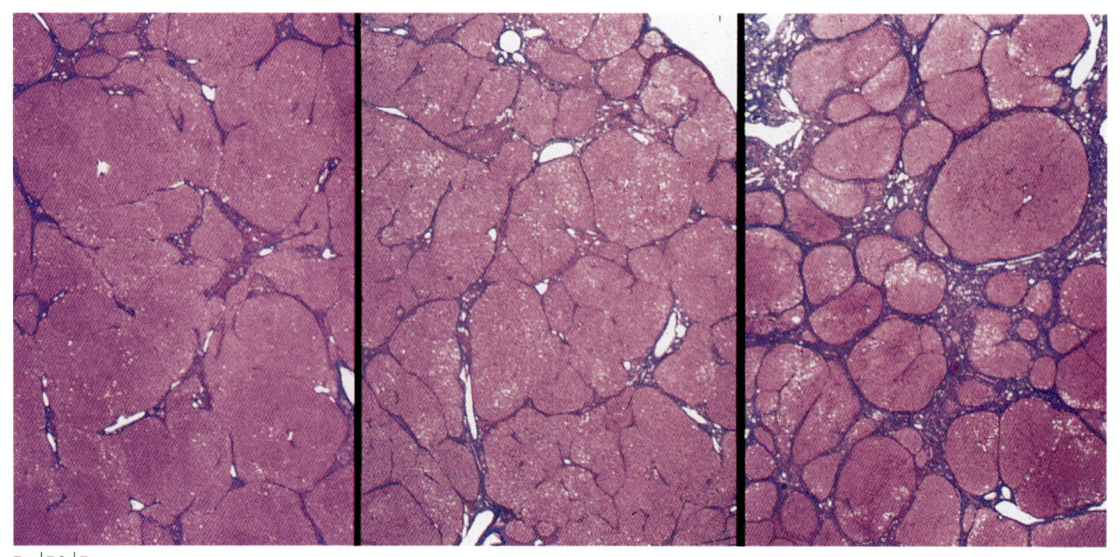

7a｜7b｜7c

図7 門脈域からの線維化の進展（C型肝炎）
　a：肝線維症．門脈域を中心に線維帯の進展をみる．
　b：前肝硬変．門脈域から進展した線維帯はお互い連続し，偽小葉を形成しつつある．
　c：肝硬変．線維帯は隔壁となって大小の偽小葉を形成している．

文　献

1) Rappaport, A. M. : Acinar units and the pathophysiology of the liver. Rouiller, C. (ed.) : The liver. Morphology, Biochenistry, Physiology. Vol 1. 266-328, Academic Press, New York, 1963

（神代正道）

本書中に誤りがございました．慎んでお詫び申し上げます．

12頁，図6に誤りがございましたので，
下記のようにご訂正ください

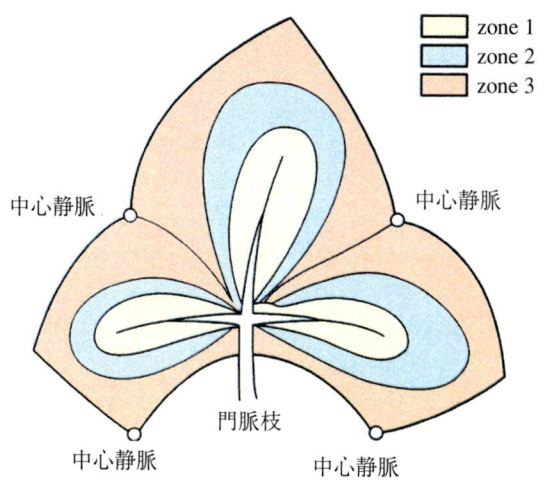

『肝病理標本の読み方』
株式会社 日本メディカルセンター

2. 急性ウイルス性肝炎

はじめに

急性ウイルス性肝炎(acute viral hepatitis；以下 AVH と略す)とは，健常であった肝臓に肝炎ウイルスが感染し，増殖することによって生体の免疫応答が惹起され，その結果，肝細胞障害が起こり，それに伴って肝炎症状が出現してくる一連の病態を指している．急性肝炎を起こす肝炎ウイルスとして A 型肝炎ウイルス(HAV)，B 型肝炎ウイルス(HBV)，C 型肝炎ウイルス(HCV)，D 型肝炎ウイルス(HDV)，E 型肝炎ウイルス(HEV)，および G 型肝炎ウイルス(GBV-C/HGV)が同定されている．これらの肝炎ウイルスは一部の変異ウイルス[1,2]を除けば，いずれもウイルス自体に細胞障害効果(cytopathic effect；CPE)は認められない．したがって，AVH の肝組織像は肝実質の障害・壊死に関連して局所に浸潤する炎症細胞はおもに，リンパ球と貪食細胞で好中球は乏しいか，ほとんどみられないといった特徴がある．通常，臨床の場で，AVH の急性期に肝生検が施行される機会は少ない．血中に出現する肝炎ウイルスマーカーや肝機能検査によって，初感染による AVH，劇症肝炎に移行する，ウイルスキャリアからの急性発症，重複感染，あるいは慢性肝障害の増悪かといった病態の鑑別が可能なため，臨床的有用性が少ないのがその理由である．

I. AVH にみられる共通の肝病理所見

AVH に共通してみられる肝病理組織所見は，①肝細胞変性：肝細胞は腫大，風船化(ballooning)し，水腫様腫脹を呈する．②肝細胞死：肝細胞壊死と好酸性小体(acidophilic body, Councilman body)がある．③炎症反応：肝細胞の変性・壊死とともにリンパ球を中心とした炎症細胞浸潤がみられる．④Kupffer 細胞の腫大・増生などが挙げられる．これらの所見は急性肝炎の急性期にみられる変化である(図1)．回復期では，これらの所見は消退し，肝細胞の再生活動が小葉全体で進行する．

AVH では通常肝の線維化をみることはない．門脈域の線維性拡大や肝実質内に伸びる線維化を認める場合には，先行する肝病変の存在が考えられる．たとえば，HBV キャリアの急性発症，肝炎ウイルスの重複感染，アルコール性肝障害に合併した AVH などである．

急性肝炎にみられる肝細胞死(necrosis と apoptosis)について説明を加える．肝実質の壊死巣

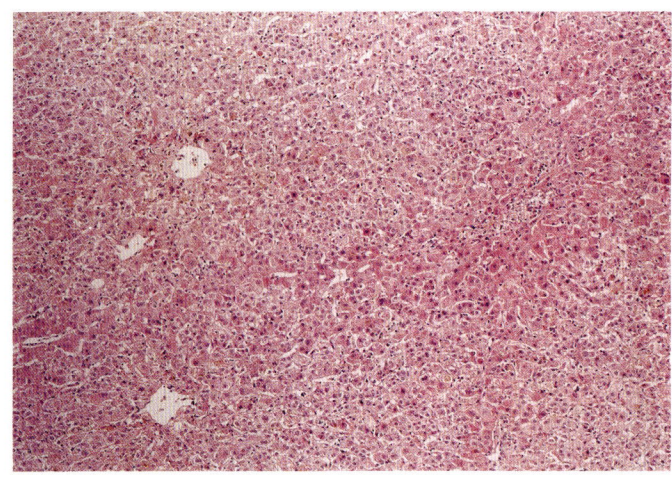

図1 B型急性肝炎の急性期の肝組織像
（HE ×100）

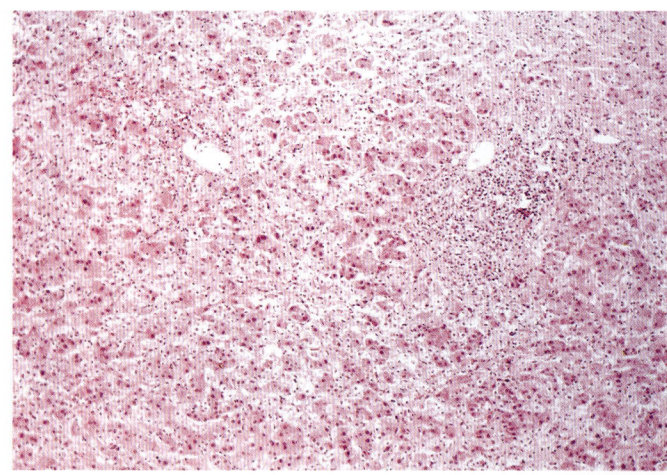

図2 A型劇症肝炎の急性期の肝組織像
肝小葉内の亜広汎性肝細胞壊死が観察される．（HE ×100）

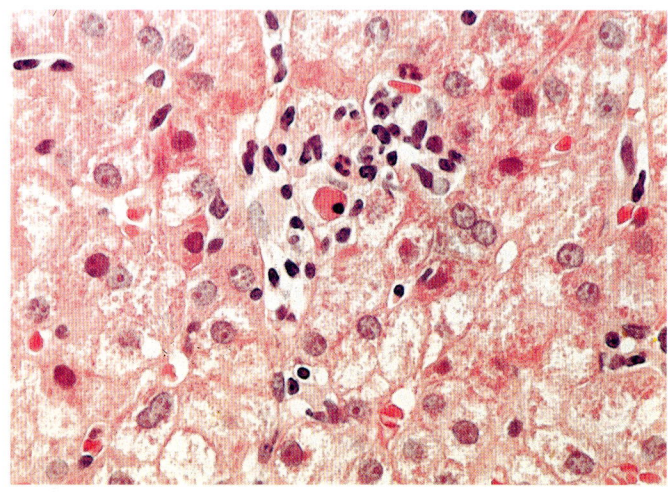

図3 急性ウイルス性肝炎でみられた好酸性小体
（HE ×400）

は single cell necrosis から巣状壊死(focal necrosis)に至る範囲のことが多い．時に肝小葉の周辺部あるいは小葉中心部全体が壊死に陥る帯状壊死を認めることがある．また肝細胞壊死が観察される部分は一般的に門脈域周辺部より小葉中心部に強いとされるが，後述するA型急性肝炎では小葉周辺部に壊死が強い．劇症肝炎移行例では広汎から亜広汎性の肝細胞壊死の所見が認められる．図2にはA型劇症肝炎で死亡した患者の急性期の肝組織像を示した．

好酸性小体(図3)はエオジン好性の胞体を有する楕円形ないし円形を呈し，肝細胞索から離れて存在し，周囲と明瞭な間隙を認めることが多く，周囲の細胞やKupffer細胞により貪食される．このような細胞は細胞質や核の凝縮の後断片化が起こる necrosis とは異なった apoptosis[3),4)]による肝細胞死とされている．apoptosis とは本来その細胞のもつ遺伝情報のなかで，なんらかの原因が誘因となって細胞自身を死に導くよう定められたシステムである．AVHに特異的に出現してくるわけではないが，AVHの急性期にもっとも高頻度に観察される所見である．

II．起因ウイルスと急性肝炎の組織像

主たる肝炎ウイルスであるA型，B型およびC型の急性肝炎の組織像には類似する点が多い．しかし，次に述べるような各々の肝炎ウイルス間での組織像の特徴もみられる．

1．A型急性肝炎の肝組織像

著者らは，A型急性肝炎の集団発生を経験し，多数の急性期の肝組織像を観察する機会を得た．その特徴はB型急性肝炎と比べると，門脈域のリンパ球を主体とする著明な円形細胞浸潤が目立つことと肝細胞の変性・壊死が小葉中心部より周辺部に目立つことである(図4)．またKupffer細胞の増生は軽い傾向にある[5)]．HAVの肝臓内での局在を免疫組織学的に検討すると，HAV抗原は肝小葉内のZone IからII領域の肝細胞やKupffer細胞によく観察される[6),7)]．oligonucleotide probe を用いた in situ hybridization でも同じような現象が観察される[8)]．

一方，A型肝炎では肝内胆汁うっ滞を呈する頻度が高い．門脈域の著しい円形細胞浸潤のために胆管上皮細胞がはっきり認められないこと

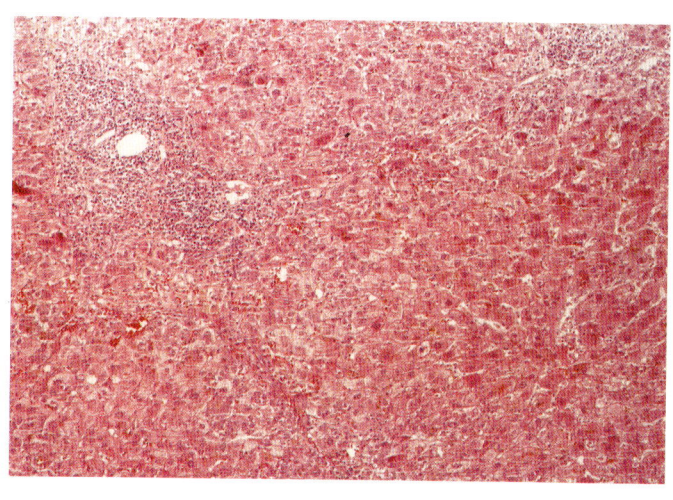

図4　A型急性肝炎の急性期の肝組織像
　門脈域に著明な円形細胞浸潤がみられ，小葉周辺部に壊死が目立つ．　(HE ×100)

もあるが，これが一過性の肝内胆汁うっ滞の発生機序に関連しているかどうかは明らかでない．HAVは胆汁中に排泄され，血中エンドトキシンの出現率も高くこれが病態を修飾している可能性があり，またIgAやIgMクラスの免疫複合体やIgM型 Lipid A抗体が血中で高率に検出される[9]といった胆汁排泄障害との関連を示唆する多数の状況証拠がある．

2. B型急性肝炎の肝組織像

B型急性肝炎の肝組織像を観察する際の重要事項は，重症度の判定，先行する肝障害の有無，初感染によるB型急性肝炎かHBVキャリア急性発症かなどの鑑別である．

初感染かキャリア発症かの鑑別点について述べる．臨床的にはHBVキャリアの家族歴，既往歴としてのHBsAg陽性や肝機能異常の指摘あるいはIgM型HBc抗体の出現動態などによって判別可能なことが多い．一方，臨床症状や肝機能検査では，キャリア発症例は初感染例に比較して，いわゆる肝炎症状が軽い，GOT，GPT値の上昇に比して総ビリルビン値は低く，顕性黄疸をみることが少ない．また急性期から膠質反応の上昇をみることが多いことなどが鑑別点である．この2病型における急性期の肝組織像の差は次のようにまとめることができる[10]．初感染B型急性肝炎では門脈域の線維性拡大はみられず，小葉内の壊死炎症が高度で，重症になると肝細胞壊死がさらに高度となり，肝細胞の脱落，格子線維構造の collapse などがみられる．HBe抗原陽性無症候性キャリアからの急性発症例では，門脈域の円形細胞浸潤と線維性拡大が通常みられる．線維性拡大が明らかでない場合でも門脈域内に緻密な膠原線維の沈着が観察されることが多い．小葉内では壊死・炎症が種々の程度に観察される．またキャリア発症の重症例では発症からわずか数カ月であっても，bridging necrosis がみられることがあり，比較的短期間に肝全体に P-P，P-C bridging necrosis を生じ，肝硬変への進展を推測させる例がある．また肝細胞の脱落，格子線維構造の collapse などの肝小葉内の高度な壊死・炎症を示す例は少なく，他方，初感染のB型急性肝炎では肝小葉内の壊死・炎症が高度であるにも関わらず，bridging necrosis をみる例は少ない．

このような初感染とHBVキャリア発症例でみられる肝組織像の差異はHBVに対する宿主のウイルス排除機構や肝障害の修復機構の差を反映していると思われる．

3. D型急性肝炎の肝組織像

HDVは外被蛋白合成能に欠陥がある不完全RNAウイルスであり，その発現や増殖にはHBVとの co-infection が必要である．HDV感染はイタリア南部で高頻度にみられるが，本邦では少ない．HDVの感染様式はHBVとの同時感染とHBVキャリアへの重複感染がある．同時感染はB型急性肝炎の劇症化，重複感染ではB型慢性肝炎の再燃，重篤化を惹起すると報告されている．

わが国では重複感染例の報告[11]があり，肝組織所見は慢性活動性肝炎，非活動性肝炎，肝硬変，肝硬変を伴う肝細胞癌などであったとされている．

4. C型急性肝炎の肝組織像

C型急性肝炎に特徴的な肝病理所見はないが，A型およびB型急性肝炎に比べて肝細胞の壊死炎症反応の程度が軽い例が多い．図5はC型急性肝炎例の急性期の肝組織像である．壊死炎症反応は小葉内に散在性に認められることが多く，広汎あるいは亜広汎性の壊死を認めることはきわめて少ない[12]．C型急性肝炎の肝組織像の観察に際して重要なことは，慢性肝炎への移行率

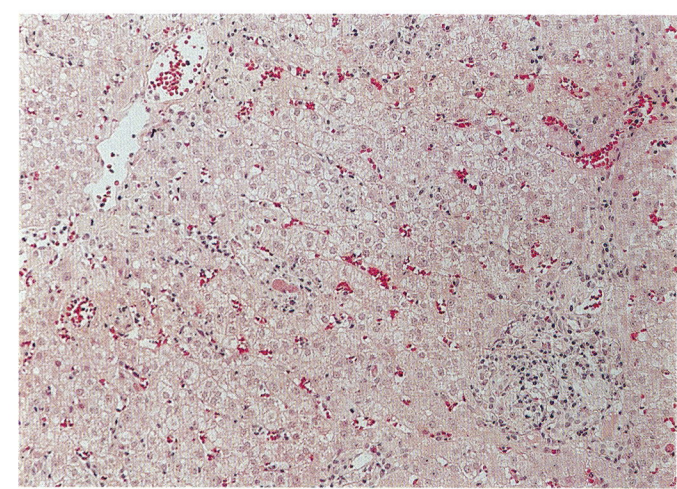

図5 C型急性肝炎の急性期の肝組織像
壊死炎症反応が小葉内に散在性に認められる．（HE ×100）

が他の急性ウイルス肝炎と異なってきわめて高いことや，HCVキャリア発症例の肝組織所見が未だ明らかにされていないことである．この2病型を急性期の肝組織像で鑑別することは困難である．

5．E型急性肝炎の肝組織像

E型肝炎の肝細胞障害機序も肝実質内に浸潤するリンパ球が細胞障害性T細胞が主体であることから，他のウイルス肝炎と同様に細胞性免疫機序を介して起こると考えられている．肝細胞壊死を中心とする組織像を呈し多彩な炎症細胞の浸潤，Kupffer細胞の腫大と増生を認める．A型肝炎でみられる門脈域の著明な円形細胞浸潤はあまりみられず，胆汁うっ滞を示す例が多いとされている[13),14)]．

6．G型急性肝炎の肝組織像

GBV-C/HGV感染によって劇症肝炎が惹起されると報告[15)]されたが，最近の研究ではGBV-C/HGVによる肝障害はむしろ軽微なことが多く，また肝細胞内でのウイルス増殖もまだ確かではない．ヒト肝病理所見についてもまだはっきりした特徴は示されていない．このウイルスはHCVと重複感染している例を多くみるが，われわれの検討では既存の肝病変が重複感染によって重篤化したり，反対に干渉現象で改善したりすることはないようである．

おわりに

急性ウイルス性肝炎の肝病理所見の特徴や起因ウイルスによる病理所見の違いなどについて述べた．

文　献

1) Zhang, H., Chao, S. F., Ping, L. H., et al.: An infections cDNA of a cytopathic hepatitis A virus: genomic regions associated with rapid replication and cytopathic effect. Virology 212 ; 686-697, 1995
2) Beneduce, F., Pisani, G., Divizia, M., et al.: Complete nucleotide sequence of a cytopathic hepatitis A virus strain isolated in Italy. Virus Res. 36 ; 299-309, 1995
3) Kerr, J. F. R., Wyllie, A. H., Currie, A. R., et al.: A basic biological phenomenon with wide-ranging implications in tissue kinetics. Br. J. Cancer 26 ; 231-245, 1972
4) Kerr, J. F. R., Cooksley, W. G. E., Searle, J.,

et al. : The nature of piecemeal necrosis in chronic active hepatitis. Lancet ii ; 827-829, 1979
5) Abe, H., Beninger, P. R., Ikejiri, N., et al. : Light microscopic findings of liver biopsy specimens from patients with hepatitis type A and comparison with type B. Gastroenterology 82 ; 938-947, 1982
6) 佐田通夫, 谷川久一：A型急性肝炎. 市田文弘, 市田隆文 編：新臨床肝臓病—症例における生検・電顕・画像・治療. 17-27, 日本メディカルセンター, 東京, 1994
7) Simizu, Y. K., Shikata, T., Beninger, P. R., et al. : Detection of hepatitis A antigen in human liver. Infect. Immun. 36 ; 320-324, 1982
8) Taylor, M., Goldin, R. D., Ladva, S., et al. : In situ hybridization studies of hepatitis A viral RNA in patients with acute hepatitis A. J. Hepatol. 20 ; 380-387, 1994
9) Sata, M., Nakano, H., Kumashiro, R., et al. : Clinical study of the relationship between endotoxin and hepatic injury in acute viral hepatitis. Frontiers of Mucosal Immunology 2 ; 397-400, 1991
10) 井上長三, 八橋 弘, 古賀満明, 矢野右人：B型急性肝炎の病理組織像—初感染B型急性肝炎とHBVキャリアの急性発症の比較. 日本臨牀 53 ; 433-438, 1995
11) 甲田徹三, 田村偉久夫：D型肝炎の肝病理組織像とデルタ抗原の局在. 日本臨牀 53 ; 779-782, 1995
12) Sata, M., Hashimoto, O., Noguchi, S., et al. : Transmission routes and clinical courses in sponradic acute hepatitis C. J. Viral. Hepatitis 4 ; 273-278, 1997
13) 伴 和彦, 前田 豊, 水林竜一, 他：E型急性肝炎の一例. 日消誌 94 ; 434-439, 1997
14) 西山靖将, 加来浩器, 日野邦彦, 他：E型肝炎の臨床. 日本臨牀 53 ; 906-916, 1995
15) Yoshiba, M., Okamoto, H., Mishiro, S., et al. : Detection of the GBV-C hepatitis virus genome in serum from patients with fulminant hepatitis of unknown etiology. Lancet 346 ; 1131-1132, 1995

（佐田通夫, 内村恭代, 鹿毛政義, 神代正道）

3. 慢性ウイルス性肝炎

はじめに

C型肝炎の診断が可能となり，B型とともにC型慢性肝炎の臨床から病理にわたる全体像が，次第に解明されている[1〜3]．慢性ウイルス性肝炎に対する理解の深まりとともに，慢性肝炎の分類についても，旧来の慢性肝炎の分類の問題点が明らかになり，新しい分類が提唱されるようになった．本項では，B型肝炎とC型肝炎にみられる慢性肝炎の病理形態像を中心に整理し，慢性肝炎の新分類についても略説する．

I．慢性肝炎とは

慢性肝炎は臨床病理学的概念であり，「6ヵ月以上にわたり持続する肝臓の炎症で，主としてウイルス肝炎によるものであり，組織学的には，線維化や円形細胞浸潤を中心とする慢性増殖性炎症反応が特徴である」と要約される．

II．慢性肝炎の組織像

1．基本的な慢性肝炎の組織像（図1）

次のようにまとめることができる．

1）門脈域の線維化とリンパ球を中心とした炎症細胞浸潤

2）肝細胞壊死（piecemeal necrosis；PMN）．門脈域周囲に生じる不規則な肝細胞壊死で，リンパ球浸潤を伴う．

3）肝小葉における壊死炎症反応と肝細胞の不規則な再生活動と，これに伴う結節化傾向．

肝細胞障害の形態は，急性肝炎と基本的には同じであり，肝細胞は水腫状変性を呈し，壊死の形態は好酸体（細胞質は好酸性となり，核は濃縮し，細胞は円形となる）と巣状壊死（肝細胞が集団で壊死に陥り，小さな壊死巣を形成）が主である．時に壊死は融合し拡がり，架橋壊死（bridging necrosis）を生じる．

4）類洞：Kupffer細胞の活性化

2．実際に肝生検を"読む"うえでの視点

肝生検では，これらの所見が種々の程度と頻度で観察される．慢性肝炎の病理組織形態を理解するうえで重要な点は，経時的にみれば，火山に活火山と休火山があるように，炎症の程度は振幅しながら推移し，また，門脈域の線維化もほとんど目立たないものから，肝硬変へ至る高度の線維性隔壁の形成まで種々の段階の線維化がみられる点である[1]．病期と病勢は症例に

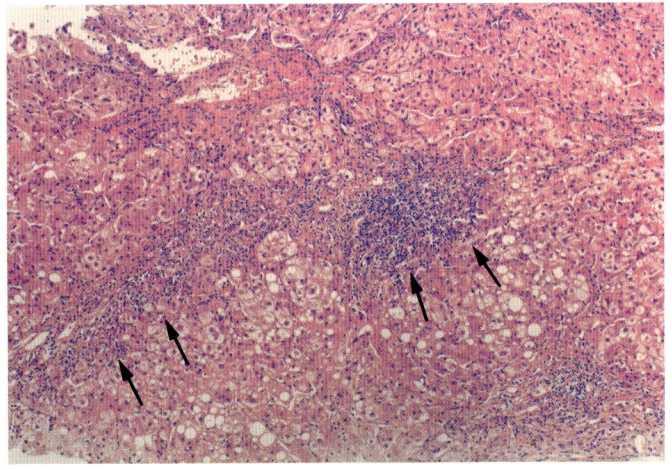

図1 門脈域間を結ぶ線維性架橋により肝小葉構築は乱れ，piecemeal necrosis（矢印）の目立つB型慢性肝炎（HE ×40）
Ludwigの分類：Grade 5, Stage 3．犬山分類：A 2, F 3．

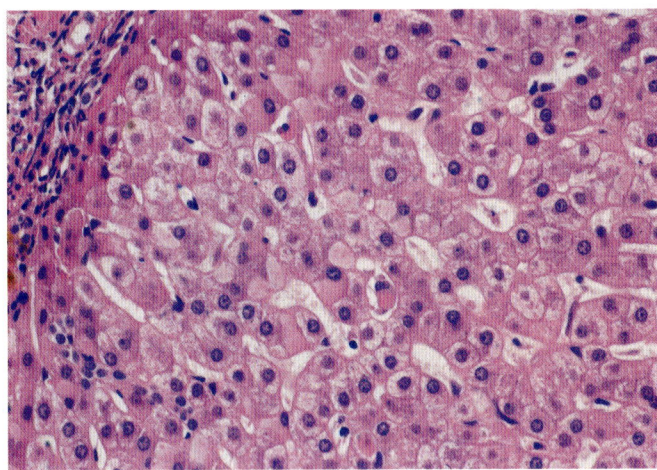

図2 B型慢性肝炎にみられるground-glass cell（HE ×100）

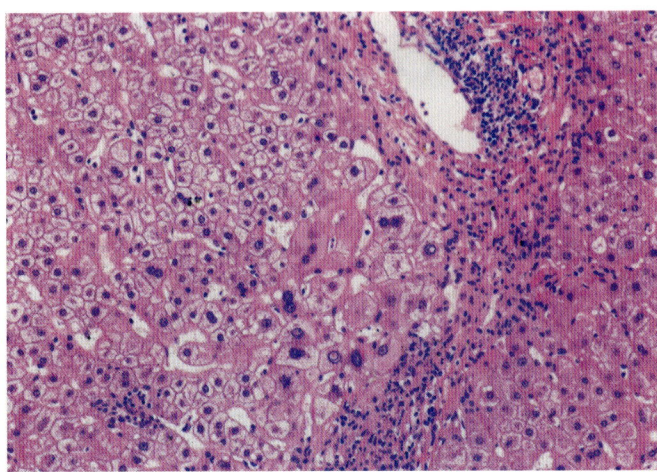

図3 B型慢性肝炎にみられるdysplasia（HE ×100）

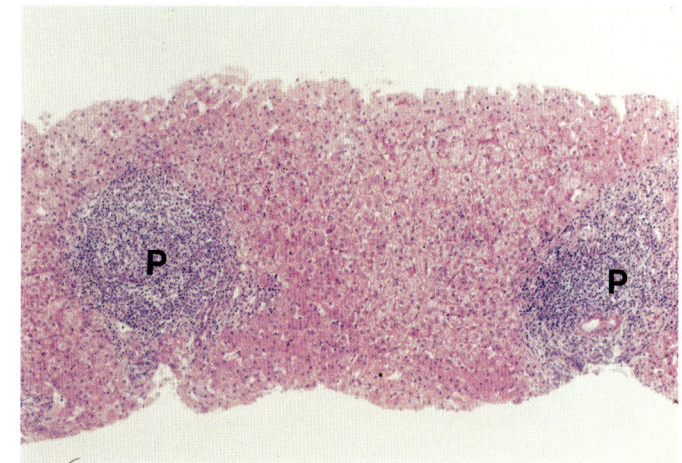

図4 C型慢性肝炎の肝生検像
門脈域(P)にリンパ球の浸潤が観察される．線維化は認めない．(HE ×40)
Ludwigの分類：Grade 4，Stage 1．犬山分類：A 2，F 0．

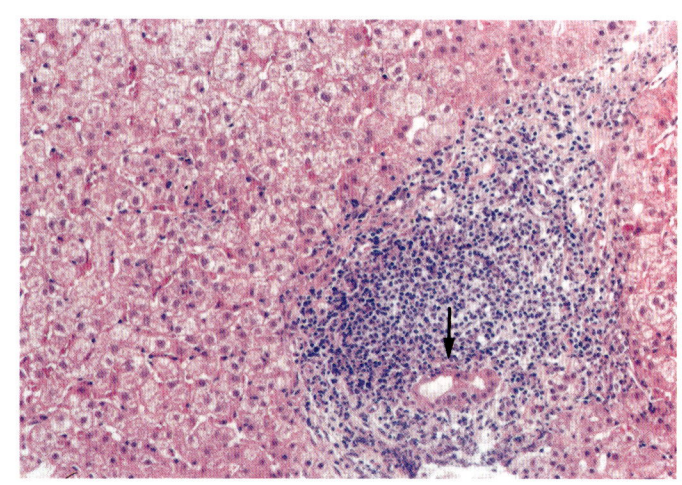

図5 C型慢性肝炎の肝生検像
門脈域のリンパ濾胞様増生と変性した小葉間胆管(矢印)．(HE ×100)

より異なり，その組織所見は多様であることは留意すべき点である．

3．B型とC型慢性肝炎の組織像には特徴がある

慢性肝炎の組織像は，B型，C型ともに基本的には同じであるが，比較すると，それぞれに特徴がある[3),4)]．ただし，B型慢性肝炎のground-glass cell(スリガラス様胞体を有する肝細胞．粗面小胞体の中にHBs抗体陽性物質が充満)以外には特異所見はない．

1）B型慢性肝炎の特徴

肝細胞の不規則な壊死炎症および再生所見が明瞭に観察され結節形成傾向も明瞭，ground-glass cell(図2)，dysplasia(大小不同の大きな核を有する大型の肝細胞がおもに門脈域周囲に塊って出現する)(図3)などの所見が特徴とされる．

2）C型慢性肝炎の特徴

門脈域では，リンパ球の緻密な増生が目立ち(図4)，時に胚中心が存在する，胆管障害像(胆管上皮細胞の変性，壊死，リンパ球浸潤に注意)(図5)，肝細胞の脂肪変性などが挙げられる[3)]．再生活動が弱く，結節形成傾向に乏しい．dysplasiaは目立たない．

III. 慢性肝炎から肝硬変への進展について

1. 組織学的進展形態

慢性肝炎では，炎症の持続によって肝細胞の変性，壊死，脱落と再生が繰り返される．この過程で，架橋壊死のような強い壊死炎症反応が不規則に生じると，再生が不十分なところは門脈域から線維化が進展し，一方，再生の活発なところは結節状の肝細胞集団が形成される．病変の進行に伴い，おもに門脈域間の架橋性線維化 (bridging fibrosis) が形成され，肝小葉構築の歪みが強くなり，肝硬変へと進展する[2]．

2. B型肝炎とC型肝炎の組織学的進展形態の違い

C型慢性肝炎は，炎症が軽度ながら長期間にわたりくすぶりが続き，病初期の段階では線維化の進展は緩徐であるが，おおむね50歳以降に炎症が増悪し，線維化も強くなり，比較的短期間に肝硬変に進展する症例が多い．炎症反応と線維化の進展はおおむねパラレルに動き，小葉構築の改変を伴うような慢性肝炎になるとPMNも目立つようになる[1,2]．

B型慢性肝炎では，いかなる年代においても肝硬変に進展する可能性があり，肝硬変への進展は，線維化が目立たない状態から，4～5年以内に短期間に肝硬変に進展する例が多い．PMNは全経過を通じて比較的強い．

IV. 肝小葉構築の歪みの評価のポイント

慢性肝炎の肝病変の進行度を知るうえで，肝小葉構築を正しく評価することは重要である．肝小葉構築の歪みは，結節形成と線維化，とりわけ門脈域間を連結する架橋性線維化による門脈域と中心静脈の相互位置関係の破綻として認識される．ただし，架橋性線維化があるからといって小葉構築の歪みがあるとはかぎらない．肝小葉構築の評価に当たって，まず弱拡大で生検肝組織全体を鏡検し，門脈域と中心静脈の相互位置関係や分布が規則正しいか否か，検討することが重要である．

V. 新しい慢性肝炎の分類

1. 従来の慢性肝炎分類の問題点

従来の慢性肝炎は，壊死炎症反応に注目し，その肝炎の程度に基づき，欧米の分類では，chronic active hepatitis；CAH（慢性活動性肝炎），chronic persistent hepatitis；CPH（慢性遷延性肝炎）に大別され，また，本邦の犬山分類では，慢性活動性肝炎と慢性非活動性肝炎に分類されてきた．

慢性肝炎の分類の意義は，病期の進行度（線維化）と病勢（炎症の活動性）を，普遍的，客観的かつ簡便に評価できることと，より正確な肝硬変への進行の予測である．このような肝生検のもつ本来の意義に照らしてみると，肝炎の活動性に依拠した従来の慢性肝炎の分類では，短期的な肝病変進展の予測が可能であっても，長期予後の指標とはなりえなかったことがあげられる．たとえば，予後を意識したヨーロッパ分類において，CAHの診断は，肝硬変への進展の危険性を示す指標になりえた．しかし，CPHを，肝硬変へ進展することのない，予後良好な慢性肝炎と規定した点は誤りであった．なぜなら，C型肝炎のCPHの症例の中には，長期の観察により，肝硬変に進展する症例が存在することが明らかになったからである[2]．

表1 Staging と Grading

Grade of inflammatory activity			Stage/degree of fibrosis	
Grade	Portal	Lobular	Stage	Degree of fibrosis
0	None of minimal	None	1	No fibrosis or fibrosis confined to enlarged portal tracts
1	Portal inflammation	Inflammation but no necrosis	2	Periportal fibrosis or portal-to-portal septa but intact architecture
2	Mild limiting plate necrosis	Focal necrosis or acidophilic bodies	3	Septal fibrosis with architectural distortion ; no obvious cirrhosis
3	Moderate limiting plate necrosis	Severe focal cell damage	4	Probable or definite cirrhosis
4	Severe limiting plate necrosis	Damage includes bridging necrosis		

〔文献5)より引用〕

表2 新犬山分類

Staging		Grading	
F 0	線維化なし	A 0	壊死・炎症所見なし
F 1	門脈域の線維性拡大	A 1	軽度の壊死・炎症所見
F 2	線維性架橋形成	A 2	中等度の壊死・炎症所見
F 3	小葉のひずみを伴う線維性架橋形成	A 3	高度の壊死・炎症所見
F 4	肝硬変		

2．新しい慢性肝炎分類の概要

1）欧米の分類

欧米では，近年 Ludwig[5]や Desmet ら[6]から新しい分類が提唱されている．

Ludwig は，Gastroenterology の special reports and reviews に"慢性活動性肝炎の死亡広告(obituary)"という大胆な見出しで，今後，CAH，CPH の用語は廃語とし，原因に基づいた，しかも，壊死炎症反応の活動性の程度(Grade)と肝線維化の程度(Stage)を区別して評価する慢性肝炎の分類を提唱している[5]（表1）．その骨子は，原因の記載に続いて，Grade と Stage の二つの項目に分け，それぞれに病変の程度を段階的に分類し，点数化する方法である．

2）新しい犬山分類[7]

新しい犬山分類を表2に示す．新しい犬山分類は，欧米の Ludwig[5]や Desmet[6]らの分類と基本的には同じであり，分類の中核である慢性活動性肝炎と慢性非活動性肝炎を廃語とした．犬山分類では，線維化の程度(fibrosis)を F，炎症の活動性(activity)を A と表記する．たとえば，F 3，A 2 のように記載する．

Ludwig の分類と犬山分類との相違点は，前者では線維化がないか，あっても軽微な線維化を Stage 1 として一括して評価するのに対し，犬山分類では F 0，すなわち"線維化がない"の項目を設けている．これは，インターフェロンの治療により線維化が消失する例があることなどを考慮したことによる．また，Grade (炎症)の評価が，4段階評価と簡便である点も特徴といえる．

3．新しい慢性肝炎の分類の実際

ここでは Ludwig の慢性肝炎の分類と新しい

犬山分類に従って，炎症と肝線維化の評価の実際について説明を行う．

炎症の程度の評価は，"Portal（門脈域）"に対しては，門脈域内の炎症細胞浸潤の強さ，およびPMNの程度に注目し，"Lobular（小葉）"では，巣状壊死，好酸体，肝細胞の腫大，類洞壁細胞の活性化などに注意を払い，壊死炎症反応の程度を評価する．

たとえば，図1に示すような炎症所見がみられた場合には，Ludwigの分類では，門脈域に中等度の炎症細胞浸潤と中等度のPMNが観察されることから，Portal gradeは3，小葉内には巣状壊死が散在するのでLobular gradeは2で，両者を合計して，final gradeは5点となる．Stageは，明瞭な再生結節は認められないものの，門脈域と門脈域を連結する架橋性線維化があり，肝小葉構築の改変があるのでStage 3となる．したがって，この症例のB型慢性肝炎の分類は，Chronic hepatitis B, Grade 5, Stage 3となる．犬山分類では，A 2, F 3となる．

もう1例，C型慢性肝炎の分類を示す．図4の肝生検では，Portal gradeは，門脈域の緻密な炎症細胞浸潤に加え，軽度のPMNが観察されるのでPortal gradeは2，Lobular gradeは，好酸体や巣状壊死が散在するので2と評価され，final gradeは4点となる．Stageは線維化はないので1．したがって，この症例の分類は，Chronic hepatitis C, Grade 4, Stage 1となる．

犬山分類では，A 2, F 0となる．

文　献

1) 井上長三，矢野右人：C型慢性肝炎の経過と予後．医学のあゆみ　151；801，1989
2) 鹿毛政義，神代正道：C型肝炎の病理―急性肝炎から肝細胞癌まで．最新医学　48；2212-2223，1993
3) Lefkowitch, J. H., Shiff, E. R., Davis, G. L., et al.：Pathological diagnosis of chronic hepatitis C：A multicenter comparative study with chronic hepatitis. Gastroenterology 104；595-603, 1993
4) Kage, M., Shimamatu, K., Nakashima, E., et al.：Long-term evolution of fibrosis from chronic hepatitis to liver cirrhosis in patients with hepatitis C：Morphometric analysis of repeated biopsies. Hepatology 25；1028-1031, 1997
5) Ludwig, J.：The nomenclature of chronic active hepatitis；An obituary. Gastroenterology 105；274, 1993
6) Desmet, V. J., Gerber, M., Hoofnagle, J. H., et al.：Classification of chronic hepatitis；diagnosis, grading and staging. Hepatology 19；1513-1520, 1994
7) Ichida, F., Tsuji, T., Omata, M., et al.：New Inuyama classification；new criteria for histological assessment of chronic hepatitis. International Hepatology Communication 6；112-119, 1996

（鹿毛政義）

4. 自己免疫性肝炎

はじめに

自己免疫性肝炎(autoimmune hepatitis；AIH)[1]とは，自己の免疫機構を介した持続性また反復性の肝障害が生じ，肝外症状として高γ-グロブリン血症，種々の自己抗体の出現，そして肝疾患以外の自己免疫疾患などの合併を特徴とする病態である．ウイルス性肝炎とは異なり女性に多くみられ，無治療の場合は早期に肝硬変へと進行する．わが国では1979年から厚生省「難治性の肝炎」調査研究班に自己免疫性肝炎分科会が設置され，診断基準が定められ，以来継続して全国調査が行われている．

AIHは少なくとも二つの疾患感受性遺伝子の存在下に発症し，さらにその遺伝子の相違によって病態が異なることが明らかにされつつある．肝障害機序に対しては多くの研究がなされてきたが，まだその全体像は明らかにされていない．免疫組織学的には，肝細胞障害部位にCD8陽性細胞が証明され，浸潤するCD8陽性細胞もクローン化され，HLAクラス1分子に拘束された活性化が示されている．しかし，これらのクローンが認識する肝細胞由来の標的抗原ペプチドは同定されていない．CD4陽性細胞はHLAクラスⅡ分子と自己抗原の複合体によって活性化されると考えられてきたが，CD4陽性の細胞障害性T細胞の存在も示されている．このような細胞がAIHの肝障害機序に関わっている可能性もあるが，詳しいことはわかっていない．

自己抗体を介する補体依存性細胞障害やK細胞による抗体依存性細胞障害(ADCC)の機序も想定されている．自己抗体が認識する抗原として LSP(liver specific membrane lipoprotein)，LMA(liver membrane antigen)，ASGPR(asialo-glycoprotein receptor)やスルファチドなどが報告されている．マクロファージ，NK細胞，LAK細胞とAIHの肝細胞障害機序との関わりも指摘されている．しかし，このような細胞障害機序がAIHで実際に作動しているかどうかは今後の検討課題である．

肝組織像を観察するにあたっては，このように推定されているAIHの肝障害機序を念頭に置いた観察が重要である．

I. AIHでみられる肝組織所見

1996年2月，新たな本邦の自己免疫性肝炎診断指針および治療指針が示された(**表1**)．

この指針では国際基準に配慮し，最終診断は

表1 自己免疫性肝炎診断指針

Ⅰ．概念

中年以降の女性に好発し，慢性に経過する肝炎であり，肝細胞障害の成立に自己免疫機序が想定される*．診断にあたっては肝炎ウイルス**，アルコール，薬物による肝障害，および他の自己免疫疾患に基づく肝障害を除外する．免疫抑制剤，とくにコルチコステロイドが著効を奏す*3．

Ⅱ．主要所見

1. 血中自己抗体（とくに抗核抗体，抗平滑筋抗体など）が陽性．
2. 血清γグロブリン値またはIgG値の上昇（2 g/dl 以上）．
3. 持続性または反復性の血清トランスアミナーゼ値の異常．
4. 肝炎ウイルスマーカーは原則として陰性**．
5. 組織学的には肝細胞壊死所見および piecemeal necrosis を伴う慢性肝炎あるいは肝硬変であり，しばしば著明な形質細胞浸潤を認める．時に急性肝炎像を呈する．

註

*　：本邦では HLA-DR4 陽性症例が多い．
**：本邦ではC型肝炎ウイルス血症を伴う自己免疫性肝炎がある．
*3：C型肝炎ウイルス感染が明らかな症例では，インターフェロン治療が奏功する例もある．

Ⅲ．診断

上記の主要所見1から4より自己免疫性肝炎が疑われた場合，組織学的検査を行い，自己免疫性肝炎の国際診断基準を参考に診断する．

Ⅳ．治療指針

1. 診断が確定した例では原則として免疫抑制療法（プレドニゾロンなど）を行う．
2. プレドニゾロン初期投与量は十分量（30 mg/日以上）とし，血清トランスアミナーゼ値の改善を効果の指標に漸減する．維持量は血清トランスアミナーゼ値の正常化をみて決定する．
3. C型肝炎ウイルス血症を伴う自己免疫性肝炎の治療にあたっては
   a. 国際診断基準（Scoring system）でのスコアが高い症例ではステロイド治療が望ましい．
   b. 国際診断基準でのスコアが低い症例ではインターフェロン治療も考慮される．しかし，その実施にあたっては投与前のウイルス学的検索を参考に適応を決定する．投与開始後は血中ウイルス量，肝機能を測定し，明らかな改善がみられない場合には速やかに投与を中止し免疫抑制剤の使用を考慮する．

組織学的検討を行ったうえで国際基準（表2）を用いて診断を確定することになっている．表1にあるように，主要所見として組織学的には肝細胞壊死所見および piecemeal necrosis を伴う慢性肝炎あるいは肝硬変であり，しばしば著明な形質細胞浸潤を認める．時に急性肝炎像を呈することが示されている．

一方，国際診断基準では additional parameters のなかにスコア化された肝組織像に関する特徴が示されている．piecemeal necrosis を伴う慢性活動性肝炎のなかで，小葉性変化とbridging necrosis を伴う場合のスコアが+3，伴わない場合が+2として重要視されている．肝細胞のロゼット形成は+1としてAIHの特徴として評価され，反対に biliary change は−1として，負の因子として評価されている．この2点はわが国の評価とはやや異なっている．ただし，AIHの実際の肝生検組織に，このような所見がすべてみられる訳ではない．同一症例でも，肝炎の活動性によって，組織変化の程度や出現状態は変化する．肝炎の活動期に肝生検が行われた場合には，B型慢性肝炎やC型慢性肝炎の活動期にもみられないような高度の炎症所見が通常みられる．一方，臨床的に肝炎が鎮静化した状態のAIHの肝生検像は，炎症の程度も軽く，ロゼット形成や形質細胞浸潤などAIHに特徴とされる所見を欠くことが多い．線維化についても，ほとんどないものから，架橋線維化，さらに肝

表2 自己免疫性肝炎の診断基準(Scoring system)

(1) Minimum required parameters

Parameters	Score
Gender	
Famale	+2
Male	0
Serum biochemistry	
Ratio of elevation of serum alkaline phosphatase vs. aminotransferase	
>3.0	−2
<3.0	+2
Total serum globulin. γ-globulin or IgG	
Times upper normal limit	
>2.0	+3
1.5〜2.0	+2
1.0〜1.5	+1
<1.0	0
Autoantibodies(titers by immunofluorescence on rodent tissues)	
Adults	
ANA SMA or LKM-1	
>1:80	+3
1:80	+2
1:40	+1
<1:40	0
Children	
ANA or LKM-1	
>1:20	+3
1:10 or 1:20	+2
<1:10	0
or SMA	
>1:20	+3
1:20	+2
<1:20	0
Antimitochondrial antibody	
Positive	−2
Negative	0
Viral markers	
IgM anti-HAV. HBsAg or lgM anti-HBc positive	−3
Anti-HCV positive by ELISA and/or RIBA	−2
Anti-HCV positive by PCR for HCV RNA*	−3
Positive test indicating active infection with any other virus	−3
Seronegative for all of the above	+3
Other etiological factors	
History of recent hepatotoxic drug usage or parenteral exposure to blood products	
Yes	−2
No	+1
Alcohol(average consumption)	
Male<35 gm/day; female<25 gm/day	+2
Male 35-50 gm/day; female<25-40 gm/day	0
Male 50-80 gm/day; female 40-60 gm/day	−2
Male>80 gm/day; female>60 gm/day	−1
Genetic factors	
Other autoimmune diseases in patient or first-degree relatives	+1

"Interpretation of aggregate scores; definite AIH, greater than 15 before treatment and greater than 17 after treatment; probable AIH, 10 or 15 before treatment and 12 to 17 after treatment.
Anti-HAV=hepatitis A virus antibody; anti-HBc=HBc antibody; anti-HCV=HCV antibody; RIBA=recombinant immunoblot assay; PCR=polymerase chain reaction.

(2) Additional parameters

Parameters	Score
Histology	
Chronic active hepatitis with piecemeal necrosis	
With lobular involvement and birdging necrosis	+3
Without lobular involvement and bridging necrosis	+2
Rosetting of liver cells	+1
Marked/predominantly plasma cell infiltrate	+1
Biliary changes	−1
Any other changes(e.g., granulomas, siderosis and copper deposits) suggestive of a different etiology	
Autoantibodies	
In patients who are seronegative for ANA, SMA, and LKM-1	
Any defined "liver autoantibody"(e. g., antibodies to SLA, ASGP-R, LSP, LCl, LP, HHPM and sulfatide)	
Positive	+2
Negative	0
Genetic factors	
HLA B8-DR3 haplotype, or DR4 allotype	+1
Response to therapy	
Complete response	+2
Partial response	0
Treatment failure	0
No response(in terms of disease activity)	−2
Relapse during or after treatment withdrawal after complete initial response	+3

"Interpretation of aggregate scores; definite AIH, greater than 15 before treatment and greater than 17 after treatment; probable AIH, 10 to 15 before treatment and 12 to 17 after treatment.
SLA=soluble liver antigen; LSP="liver-specific membrane lipoprotein" preparation; LC1=liver-cytosolic antigen; LP=liver-pancreas antigen; HHPM=human hepatocyte plasma membrane antigen; HLA=human leukocyte antigen.

*: "Anti-HCV positive by ELISA and/or RIBA, and HCV RNA positive by PCR"が正しい.

(International Autoimmune Hepatitis group, 1993.)

硬変の線維性隔壁形成に至るまでの種々の段階の線維化が出現する．生検診断に当たっては，AIH は広い病理組織学的スペクトラムを有することを銘記すべきである．

一方，自己免疫性肝炎分科会のアンケート調査によれば[2]，AIH 143 例の肝生検診断は活動性慢性肝炎 113 例(79.0％)，肝硬変 18 例(12.6％)，急性肝炎 7 例(4.8％)，非活動性慢性肝炎 4 例(2.7％)，亜急性肝炎 1 例(0.7％)であったと報告されている．さらに AIH では活動性慢性肝炎でも実質，門脈域の炎症所見が強く，門脈域周囲の piecemeal necrosis とともに，bridging necrosis や肝細胞のロゼット形成，帯状ないし亜小葉性の広範な肝細胞壊死がしばしば観察され，時に submissive hepatic necrosis の所見を呈することが指摘されている．このような所見に加えて，多数のリンパ球や形質細胞の浸潤，リンパ球の濾胞様集簇，小葉間胆管へのリンパ球の浸潤像などがよくみられる[3]．また特徴とされる形質細胞の浸潤を免疫組織学的に解析すると，主として IgG 産生の形質細胞が多いことが知られている[4]．同じ自己免疫性肝障害でも原発性胆汁性肝硬変症(PBC)でみる形質細胞は IgM 産生形質細胞が多い[5]．

一方，肝組織中の浸潤リンパ球について Montano ら[6]や Si ら[7]は，門脈域の浸潤細胞は B 細胞と OKT4 細胞が多いことを，Mariani ら[8]は OKT8 細胞が主体であることを示している．

一方，本邦の佐々木[9]は Leu 2a 陽性，Leu 15 陰性の細胞傷害性 T リンパ球が多く，NK/K 細胞のマーカーである Leu 7 陽性細胞や Leu 11 陽性細胞は少なかったと報告している．

II．AIH とウイルス性肝炎の肝組織像の比較

AIH の診断指針では肝炎ウイルスに基づく肝障害は除外することが示される一方で，本邦ではC型肝炎ウイルス(HCV)血症を伴う自己免疫性肝炎の存在を示唆し，その頻度は AIH の約 10％を占めるとしている．このような overlap した症例では，C 型慢性肝炎と AIH，いずれかの組織学的特徴が前景に現れる場合と，リンパ濾胞形成が目立ち，かつ，強い炎症反応とロゼット形成がみられるなど，両者の特徴的所見が混在する場合がある．

Manns[10] は出現する自己抗体の種類によって AIH を I 型から IV 型に分類している．そのなかで II 型は LKM (liver-kidney microsome) I 型抗体の出現で特徴づけられ，さらにこの II 型は HCV 感染のみられない IIa 型と，感染のみられる IIb 型に分類されることを示している[11]．

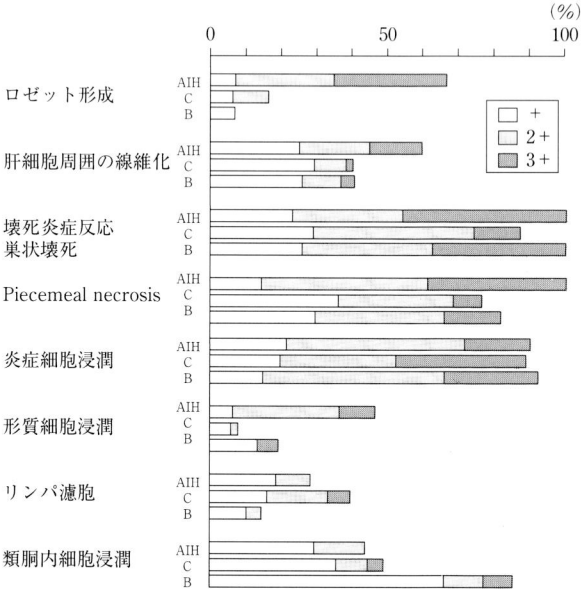

図1 AIH，CH-C および CH-B における肝病理組織所見の比較

4．自己免疫性肝炎　29

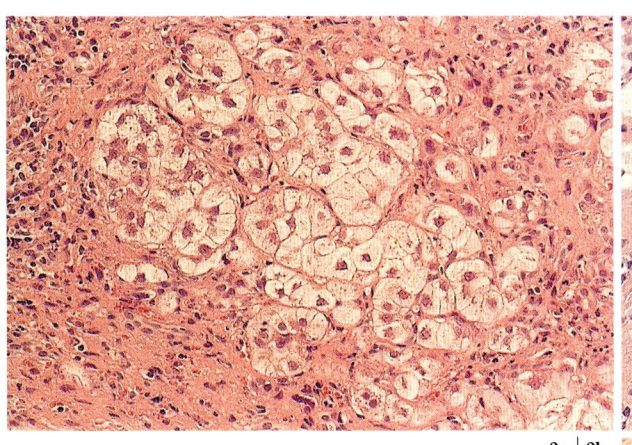
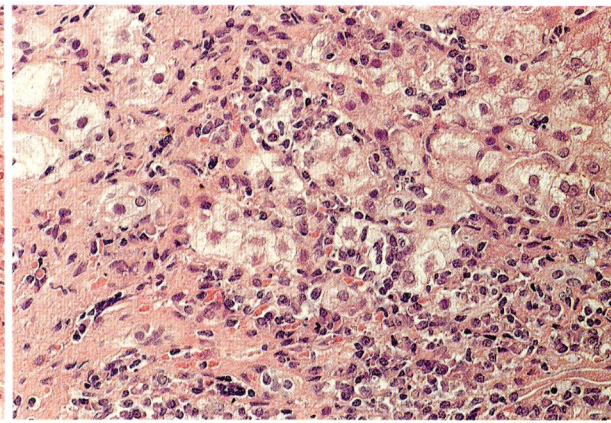
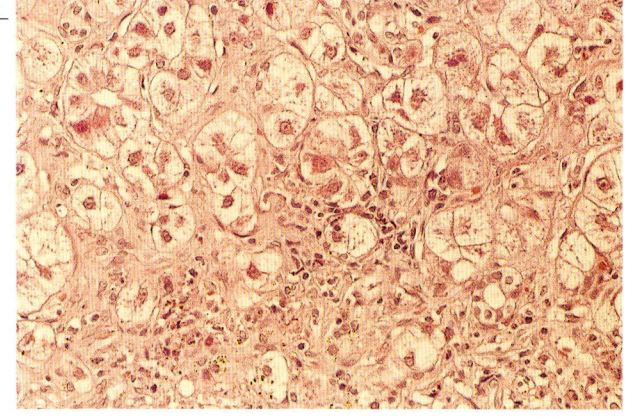

2a | 2b
2c

図2　AIH でみられる肝細胞のロゼット形成
　　a：集簇型，b：点在型，c：混合型
　　（HE　×100）

このような状況を考えると，AIH とウイルス性肝障害との鑑別が困難な背景を有することを容易に理解しうる．

われわれは AIH 21 例，C 型慢性活動性肝炎(CAH-C) 25 例および B 型慢性活動性肝炎(CAH-B) 15 例から得た肝生検組織像について，実質域と門脈域の各々の領域で肝細胞のロゼット形成，肝細胞周囲の線維化，壊死炎症反応および巣状壊死，piecemeal necrosis，炎症細胞浸潤，形質細胞浸潤，リンパ濾胞類洞内細胞浸潤の各項目についてその出現率と程度を検討した(図1)．

これらの各項目のなかで AIH のみに認められる所見はなかった．壊死炎症反応および巣状壊死，piecemeal necrosis，炎症細胞浸潤はいずれの病態にも高率に認められたが，AIH はその程度が高度なものが多い傾向にあった．ロゼット形

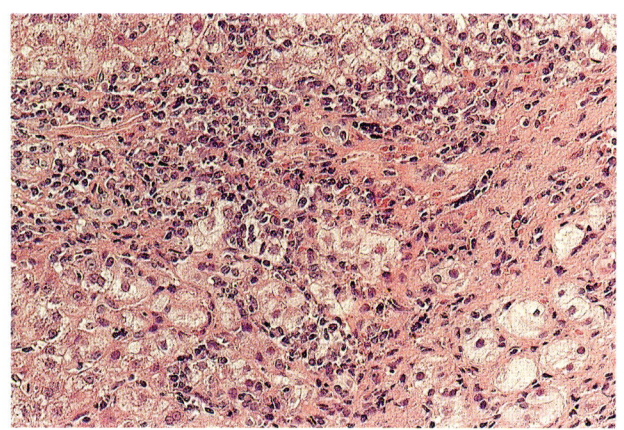

図3　ロゼット形成とともに著明な形質細胞の浸潤が認められる．（HE　×80）

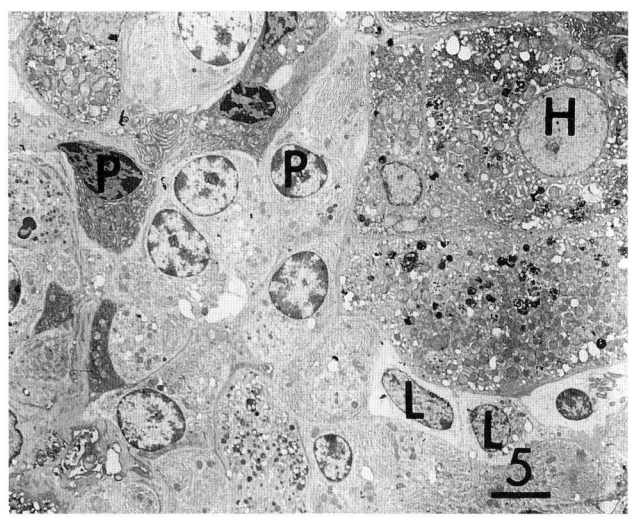

図4 電子顕微鏡にて観察した形質細胞の浸潤
P：形質細胞，L：リンパ球，H：肝細胞

成[4),12)]はAIHでは66.7％の例にみられ，CAH-Cでは16.0％，CAH-Bでは6.7％とAIHでの出現率は明らかに高かった．ロゼット形成を詳細に観察するとその形態は大きく3つに分類された(図2)．3個以上のロゼットが塊状に集まる集簇型(a)，集塊がみられず，各々が孤立して存在する点在型(b)，そしてこの両者を認める混在型(c)であった．臨床経過との関連をみるとシューブ極期には点在型，回復期には集簇型が多く認められた．炎症細胞の浸潤を比較すると著明な形質細胞の浸潤(図3，4)はAIH10例(47.6％)，CAH-C 2例(8.0％)，CAH-B 3例(20.0％)とAIHに多い傾向があった．

III．AIHにおける胆管病変

国際診断基準ではbiliary changeはAIH診断の負の因子として評価されている．

小葉間胆管のうち中等大胆管までの障害はPBCの特徴とされている．しかし，AIHにも観察され，ウイルス性肝炎においても約20％前後の例でみられることが指摘されている[13)]．

Ludwingら[14)]は慢性非化膿性胆管炎(chronic-non supprative destruction cholangitis；CNSDC)の所見は必ずしもPBCのみに出現しているのではなく，類似の病変は慢性薬剤性肝内胆汁うっ滞，AIH，胆石症などにも観察されるとしている．

前山ら[13)]はAIHやC型慢性肝炎の肝組織像においても胆管の障害が認められるが，PBCにみられるような高度のCNSDCの所見は少なく，また障害される胆管の大きさはPBCの場合に比べて小さいサイズのことが多く，一方，細胆管の増生は種々の肝疾患の肝組織像の中で観察されるが，AIHでは，門脈域の線維性拡大とともに高率に認められることを指摘している．

一方，山田[3)]はAIHをLE細胞/抗核抗体，HCV RNAの陽性と陰性で分類し，肝組織内における形質細胞の浸潤，門脈域のリンパ球の濾胞様集簇，リンパ球の小葉間胆管内への浸潤の程度を比較している．その結果では胆管上皮に多数のリンパ球が浸潤し，PBCで認められるCNSDCに類似した強い炎症所見を示す小葉間胆管は，いずれの群にもしばしば観察されたとしている．

このように，biliary changeについては国際

診断基準に示してある，負の因子の評価でよいかどうかを再検討する必要があると思われる．

IV．急性肝炎像を示すAIH

AIHの診断基準のなかに，時に急性肝炎の像を呈することが示されている．これらの症例ではウイルス性急性肝炎や薬剤性肝障害との鑑別が困難なことが多い．また，まれに劇症肝炎の経過をとる例もあり，短期間の経過で，病理組織学的には劇症肝炎像を呈したり，または，甲型肝硬変に到ったり，広範な壊死後性瘢痕として認められるとされている[13]．

V．肝硬変像を呈するAIH

病初期から肝硬変の組織像を呈する例はわが国では欧米に比して多くないとされている．肝硬変の像を呈する場合には，その多くは乙型肝硬変の像を呈する場合が多く，一部には広範な壊死後性肝硬変として広範な肝細胞の脱落，壊死巣を認めることもある．一般的に形質細胞の浸潤は肝硬変にまで進展すると少なくなる[13]．

一方，ウイルス性肝障害では肝硬変への進展は肝発癌母地としてきわめて重要な意味をもっている．既知の肝炎ウイルスの感染がないことを確認したAIHにおいても，肝硬変にまで進展した例には肝細胞癌がみられるようになると報告されている．AIHの長期観察例が増加すると肝細胞癌の発生も念頭において経過を観察する必要がある．

おわりに

自己免疫性肝炎の肝組織像の特徴について述べた．慢性活動性肝炎の肝組織像を呈するものがもっとも多いが，急性肝炎から肝硬変，あるいは肝細胞癌の合併をみる例に至るまで，種々の肝組織所見が観察される．AIHの発症機序はまだ解明されておらず，詳細な肝病理所見像の観察が機序解明の糸口になる可能性があることから，今後も新しい視点を交えたAIHの肝病理所見の詳細な観察を続けていく必要がある．

文献

1) Mackay, I. R., Weiden, S., Harker, J. : Autoimmune hepatitis. Ann. NY Acard. Sci. 124 ; 767-780, 1965
2) 太田康幸，恩地森一，道浩一郎：自己免疫性肝炎全国集計．厚生省特定疾患難治性の肝炎調査研究班 平成元年度研究報告．10-12, 1990
3) 山田剛太郎：自己免疫性肝炎の病理像．西岡幹夫 編：自己免疫性肝炎．39-42, 日本医学館，東京，1992
4) 日野照子：自己免疫性肝炎の病態—特に肝組織内のrosette形成についての検討．肝臓 32 ; 15-25, 1991
5) 井出達也：原発性胆汁性肝硬変症における高IgG血症の成因について．肝臓 31 ; 67-75, 1990
6) Montano, L., Aranguibel, F., Boffill, M., et al. : An analysis of the composition of the inflammatory infiltrate in autoimmune and hepatitis B virus-induced chronic liver disease. Hepatology 3 ; 292-296, 1983
7) Si, L., Whiteside, T. L., Schade, R. R., et al. : Studies of lymphocytic subpopulations in the liver tissue and blood of patients with chronic active hepatitis (CAH). J. Clin. Immunol. 3 ; 408-410, 1983
8) Mariani, E., Facchini, A., Miglio, F., et al. : Analysis with OKT monoclonal antibodies of T-lymphocyte subsets present in blood and liver of patients with chronic active hepatitis. Liver 4 ; 22-28, 1984
9) 佐々木博：自己免疫性肝炎の肝組織内浸潤リンパ球の免疫組織学的検討．厚生省特定疾患「難治性の肝炎」調査研究班 昭和61年度研究報告．145-150, 1987
10) Manns, M. P. : Relevance of cytoplasmic autoantigens in autoimmune hepatitis. Nishioka, M., et al. (eds.) : Autoimmune hepatitis.

165-175, Elsevier Science, Amsterdam, 1994
11) Michel, G., et al.：Anti-GOR and hepatitis C virus in autoimmune liver disease. Lancet 339；267-269, 1992
12) 日野照子，佐田通夫，谷川久一：ロゼット形成肝細胞．西岡幹男，井上恭一 編：自己免疫性肝疾患―その病態と治療．19-26，新興医学出版，東京，1996
13) 前山史朗，打越敏之：病理組織像．西岡幹夫，井上恭一 編：自己免疫性肝疾患―その病態と治療．10-18，新興医学出版，東京，1996
14) Ludwing, J., Czaja, A. J., Dickson, E. R., et al.：Manifestation of nonsupportive cholangitis in chronic hepatobiliary disease：morphologic spectrum, clinical correlations and terminology. Liver 4；105-116, 1984

（佐田通夫，日野照子，鹿毛政義，神代正道）

5. 薬剤性肝障害

はじめに

　薬剤性肝障害の肝組織像は肝臓に起こりうるすべての病理所見が認められ，非常に多彩であり，薬剤性肝障害に特異的な組織所見はない．したがってわれわれは，類似する所見を示す種々の疾患を除外することが必要となる．薬剤性肝障害（アレルギー性）の診断は，本邦では「薬物と肝研究会」より示された診断基準案[1]を基に行われている（**表1**）．また1990年には，International Consensus Meetingにより新しい診断基準[2]が，さらに1997年にはMariaらの診断基準[3]が提唱されている．

　臨床的にはアレルギー性肝障害のほかに中毒性肝障害も含めた分類がなされており，Zimmermannの分類[4]（**表2**）が利用されている．中毒性の場合にはアセトアミノフェンのようにすべての個体に再現性をもってみられる場合と，薬物代謝系の個人的特質によって，特定の個人にのみ肝障害をみる場合がある．薬剤の種類は年々多種多様となり，複数の薬剤が同時に使用される場合も多く，臨床像や病理像も複雑になっている．

◎薬剤性肝障害の分類と組織像

　薬剤性肝障害の肝組織分類については，規定

表1　薬剤性肝障害（アレルギー性）の判定基準案

---
1) 薬物の服用開始後（1〜4週）*に肝機能障害の出現を認める．
2) 初発症状として発熱，発疹，皮膚掻痒，黄疸などを認める（2項目以上を陽性とする）．
3) 末梢血液像に好酸球増加（6%以上），または白血球増加を認める*．
4) 薬剤感受性試験―リンパ球培養試験，皮膚試験―が陽性である．
5) 偶然の再投与により，肝障害の発現を認める．

---
*1)の期間については特に限定しない．3)の末梢血液像については，初期における検索が望ましい．
確診：1), 4) または 1), 5) を満たすもの．
疑診：1), 2) または 1), 3) を満たすもの．

（薬物と肝研究会，1978）

表2 薬剤性肝障害の分類と特徴

分類	発症の確率	実験的再現性	用量依存性	障害発現の機序	肝組織像	薬物の例
本質的肝毒性（Intrinsic toxicity）						
直接型						
肝細胞障害	高い	有	有	過酸化物による肝細胞への直接的障害	壊死または脂肪化	四塩化炭素
胆汁うっ滞	高い	有	有	過酸化物による胆管細胞への直接的障害	胆汁うっ滞 胆管の破壊	パラコート
間接型						
肝細胞障害	高い	有	有	特異的代謝経路の障害 肝細胞の選択的障害	壊死または脂肪化	アセトアミノフェン
胆汁うっ滞	高い	有	有	胆管上皮障害 胆汁排泄経路の障害	胆汁うっ滞 胆管の破壊	蛋白同化ステロイド
特異体質性（Host idiosyncrasy）						
免疫原性（過敏性）	低い	無	無	免疫アレルギー反応	壊死または胆汁うっ滞	多くの薬物
代謝性	低い	無	無	肝毒性をもつ中間代謝産物の産生	壊死または胆汁うっ滞	多くの薬物

〔文献4）より改変〕

されたものはない．今回はいままでの総論[5)～8)]を参考とし，①肝細胞障害型，②胆汁うっ滞型，③脂肪沈着型，④血管障害型，⑤増殖性病変・腫瘍形成型，⑥その他の病変，に大きく分類した．これらは，単独で認められることもあるが，複数の型が混在する場合もある．

1．肝細胞障害型

肝細胞障害型は，さらに大きく次の二つに分けられる．肝細胞の変性や壊死とともに炎症性変化を伴う"肝炎型"と，薬剤やその代謝産物による直接または間接的な障害により，肝細胞の変性や壊死が主体で炎症性変化は乏しい"単純壊死型"である．

肝炎型の発生機序としては，薬剤またはその代謝産物の直接的肝細胞障害ではなく，薬剤またはその代謝産物が抗原となり，それに対する生体側の細胞性・液性免疫が誘発され，肝細胞障害をきたすものと考えられている．この型には急性型と慢性型があり，慢性型では，門脈周囲の線維化をきたし，線維化が進行するとついには肝硬変をきたす．多くの薬剤は肝炎型を示すが，急性型を示す薬剤としてisoniazid[9)]，methyldopa（図1），halothane[10)]，phenytoinなどがよく知られている．慢性型ではlaxative oxyphenisatin[11)]，methyldopa，nitrofurantoin[12)]などが知られている．したがって，肝炎型では，ウイルス性肝炎に類似の組織所見を呈し，肝細胞の壊死，腫脹，好酸性変性や，おもに単核球の浸潤による広範な肝小葉内の肝細胞索の乱れが観察される．壊死に陥った肝細胞の周囲にはリンパ球や貪食細胞が集簇する．壊死巣周囲の肝細胞は腫脹，水腫様変化，胆汁うっ滞などさまざまな像が観察される．壊死巣の範囲は個々の症例によって大きさと分布が異なり，巣状，piecemeal，帯状，線状，亜広範，広

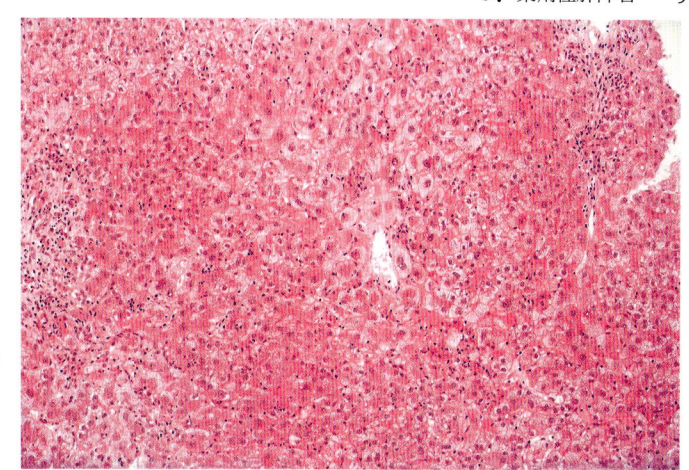

図1 methyldopaによる肝障害像
　肝細胞の腫大，巣状壊死が散在する．類洞壁細胞は活性化している．門脈域には小円形細胞浸潤が認められる．（HE　×100）

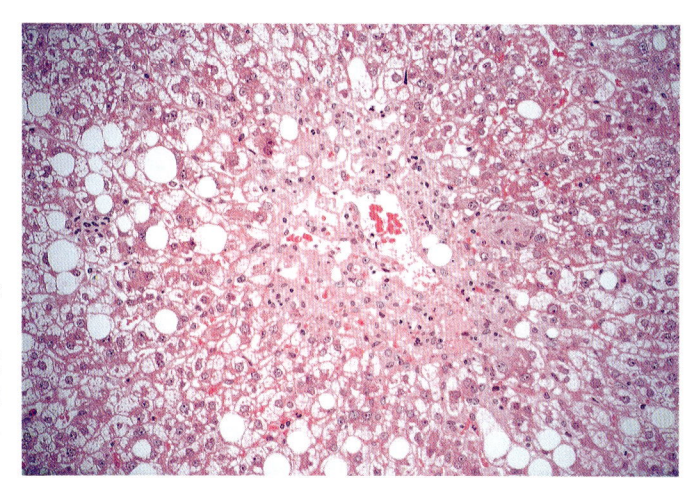

図2 acetaminophenによる肝障害像
　肝細胞の炎症細胞を伴わない，境界明瞭な凝固壊死巣（centrizonal necrosis）が中心静脈周囲に限局して観察される．（HE　×200）

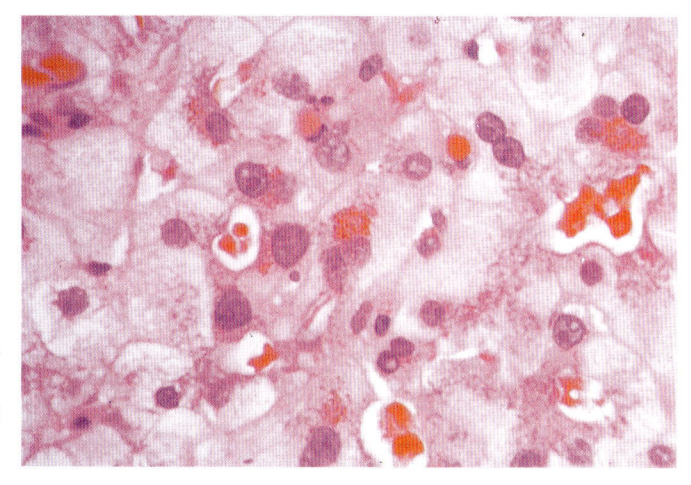

図3 拡張した毛細胆管内に胆汁栓が認められる．また腫大した肝細胞も観察される．（HE ×400）

範となる．門脈域はリンパ球を主体とする細胞の浸潤で拡大する．

一方，単純壊死型では肝炎型と異なり壊死部にリンパ球の浸潤は認められない．壊死は中心静脈を中心とした拡がりを示すが，帯状壊死であることも，亜広範・広範性のこともある．壊死巣と残存肝細胞の境界は比較的明瞭で，残存肝細胞の障害はあまり目立たない．また，小葉内リンパ球浸潤や，門脈域の炎症細胞浸潤もほとんどみられない．この障害の発生機序は，肝炎型とは異なり，薬剤またはその代謝産物が直接細胞内小器官に障害的に作用することによると考えられている．したがって，免疫系の関与を示唆する所見が乏しいものと思われる．この障害をきたす薬剤としては，acetaminophen（図2）[13]が有名である．

2．胆汁うっ滞型

拡張した毛細胆管に胆汁栓を認める（図3）．胆汁栓はおもに中心静脈周囲に目立つ．また，胆汁色素が肝細胞質内に認められることもある．小葉中心部ではKupffer細胞の肥大があり，胆汁を貪食している像を認めることもある．発生機序は不明であるが，肝細胞内の胆汁排泄に関与する細胞骨格の障害が一因と考えられている．

胆汁うっ滞型では炎症反応を伴わない純うっ滞型と炎症反応を伴う混合型に分けることができる．純うっ滞型では，主たる異常は胆汁うっ滞のみで，肝細胞壊死や，肝細胞の腫脹や水腫様変化などの肝細胞障害の像は目立たない．リンパ球の浸潤はほとんどなく門脈域の炎症細胞浸潤もみられない．この型の異常をきたす薬剤としてanabolic steroidsやestrogenic[14]およびandrogenic steroids[15]などがよく知られている．混合型では種々の程度の肝細胞障害に炎症性細胞の浸潤を合併する．軽度の障害では散在する好酸体や巣状壊死を伴う肝細胞の腫大と門脈域の中程度の単核球浸潤がみられ，単核球の浸潤は小葉内にもみられる．とくに末梢血の白血球分類で好酸球増多を認める場合には，門脈域や小葉内の浸潤細胞の中に好酸球が目立つことがある．加えて，胆管増生と門脈域の浮腫が認められる場合もある．この型の障害は薬剤性肝障害のなかでももっとも一般的であり，多くの薬剤がこの型の障害に分類されるが，erythromycins[16]，chlorpromazine[17]などがその代表としてよく知られている．

混合型の症例のなかには小葉間胆管の障害を伴う症例がある．一つには，急性胆管炎の変化である．これはおもに好中球の胆管上皮への浸潤により胆管上皮の変性や壊死をきたす．この変化をきたす薬剤は，chlorpromazineやallopurinolなどの報告がある．また，paraquat中毒では，炎症反応には乏しい胆管の変性や消失をきたす．

慢性型の胆汁うっ滞では，種々の程度の胆汁うっ滞と門脈域ならび門脈域周囲の炎症細胞の浸潤，肝細胞の腫脹と胆管の増生を認める．通常，門脈域ならび門脈域周囲の線維化も認め，重篤な例ではbridging necrosisをきたしたり，肝硬変にまで進展する．また，多くの症例で認める特徴的所見として，小葉間胆管の破壊と消失がある．この所見は原発性胆汁性肝硬変症（PBC）との鑑別が重要となるが，PBCではより太い中等大小葉間胆管や隔壁胆管の障害であり，薬剤性ではこのレベルの胆管の障害はきたさない．また，多くの症例が予後は良好に経過する．

3．脂肪沈着型

肝細胞内に中性脂肪が沈着する場合，沈着する脂肪の大きさにより大胞性と小胞性に分けられる．大胞性の脂肪沈着は通常1個の大きな脂

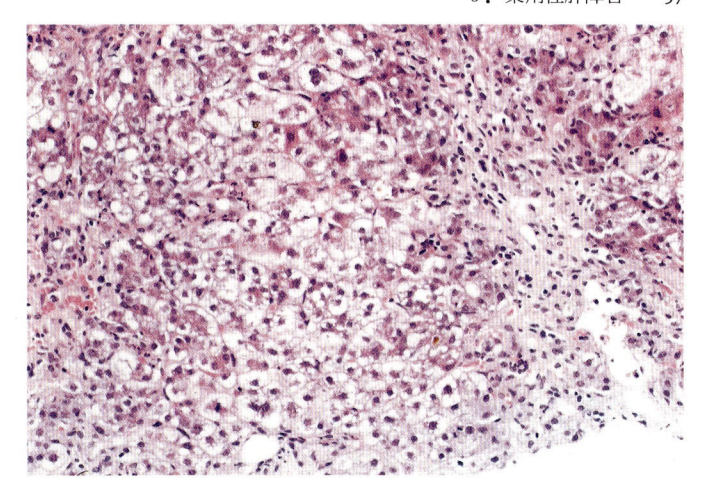

図4 valproic acid による肝障害像
肝細胞は腫大し，微小脂肪滴の沈着により泡沫状の胞体を呈する．核は中心に位置する．(HE ×100)

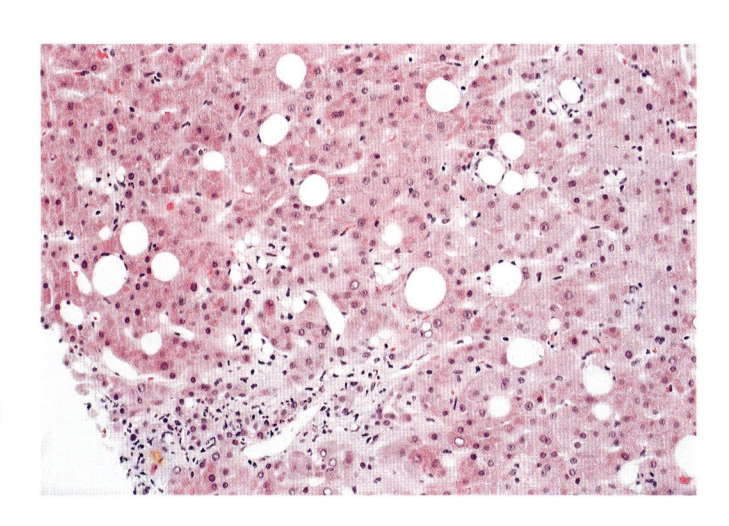

図5 vitamin A による肝障害像
著明に脂肪の沈着した伊東細胞（円形の空胞状変化）が散在する．(HE ×100)

肪滴が細胞質全体を占め，核は一方に偏在する．この病変はアルコール性脂肪肝のときに典型的であるが，治療薬剤では corticosteroids や methotrexate の関与が知られている．小胞性の脂肪沈着は多数の小脂肪滴が細胞質にびまん性に存在し，核は偏在することはない．この病変は tetracycline 系薬剤や valproic acid（図4）での報告がある．

脂肪沈着型の特殊型として，リン脂質の蓄積をみる場合がある．腫大した泡沫状または顆粒状の肝細胞を認め，電顕的には層状，渦巻き状の封入体を認めることが特徴的である．この障害をきたす薬剤としては，4,4-dimethylaminoethoxyhexestrol がよく知られている．

また，vitamin A（図5）の過剰摂取は伊東細胞を著明に増加させ，脂肪の沈着も増やし，ひいては pericellular fibrosis や中心静脈周囲，門脈域の線維化を認めるようになる．

4．血管障害型

血管障害型にはさまざまな形態が含まれる．

肝静脈閉塞症（veno-occlusive disease）は，末梢の肝静脈枝に内膜下の浮腫と細胞浸潤を起こし，しだいに線維増生をきたし，最終的に閉塞に至る病変で高度のうっ血肝が生じる．この障害をきたす薬剤は，pyrrolizidine alkaloids

が有名であるが，ほかにも多くの免疫抑制剤や抗癌剤の報告がある．Budd-Chiari症候群は肝部下大静脈や大きな肝静脈が，通常は血栓にて閉塞される病態であるが，経口避妊薬や抗癌剤での報告がある．

長期の経口避妊薬の服用にて門脈域周囲の類洞の拡張を認めることがある．また，小葉中心部での類洞の拡張は，azathioprineやvitamin Aで認められることが報告されている．

肝紫斑病（peliosis hepatis）は肝小葉内に赤血球で満たされた血液腔として認められる病変で，主たる原因薬剤はanabolic steroidsである．

薬剤による門脈の病変はまれであるが，経口避妊薬により門脈血栓症の報告があり，また，門脈域線維化を伴う肝内の門脈末梢枝の硬化性狭窄所見を示すhepatoportal sclerosisの症例のなかには，6-thioguanineの投与例や有機砒素・vinyl chlorideへの曝露例の報告がある．

5．増殖性病変・腫瘍形成型

経口避妊薬は結節性過形成や腺腫の発生に強く関連するといわれている．anabolic steroidsや経口避妊薬の長期投与，thorotrastの曝露は肝細胞癌の発生のみならず肝血管肉腫や胆管細胞癌の発生にも関連があると考えられている．門脈系への障害が報告されている有機砒素・vinyl chlorideへの曝露は肝血管肉腫との関連も推定されている．

腫瘍性病変とは異なるが，肉芽腫の形成を認める場合もある．肉芽腫は中心に壊死巣を欠くサルコイド様の類上皮細胞からなる肉芽腫で，おもに門脈域かその周辺に局在する．この変化の背景は肝炎型か胆汁うっ滞型が基本型である．この病変を起こす薬剤としては，allopurinol，phenylbutazone，sulfonamideなどの報告がある．

6．その他の病変

1）適応性変化（スリガラス様変化）

肝臓で代謝される薬剤は程度の差こそあれ滑面小胞体を増生させる．これは解毒や代謝のための適応と考えられる．形態的には，肝細胞の胞体は微細顆粒状となり好酸性を増す．この変化はHBV carrierの肝細胞にも類似の変化が認められるが，薬剤性の場合には小葉中心部に多く認められ，オルセイン染色が陰性であるなどの特徴がある．この変化をきたす薬剤としてはphenobarbital，phenytoinがある．

2）色素沈着

リポフスチン顆粒は老化とともに増加してくるが，phenacetin，chlorpromazineの長期服用にてもリポフスチン顆粒の沈着が増強するとの報告がある．

おわりに

薬剤性肝障害の病理組織について概説した．
薬剤性肝障害の研究においては，臨床例の集積・解析，発生機序の解明を含め病理学上も分類や用語の規定など進めるべき研究課題は多いと思う．

文　献

1) 薬剤性肝障害の判定基準案．薬物と肝（第3回薬物と肝研究会記録）．p.96，社陵印刷，東京，1978
2) Benichou, C.：Criteria of drug-induced liver disorders：Report of an International Consensus Meeting. J. Hepatol. 11；272, 1990
3) Maria, V. A. J and Vivtorino, R. M. M.：Development and Validation of a clinical scale for the diagnosis of drug-induced hepatitis. Hepatology 26；664, 1997
4) Zimmerman, H. J.：Drug-induced liver disease. Schiss, E. R., Sorrell, M. F. and Mad-

drey, W. C. (eds.)：Schiff's disease of liver, 8 th ed. p. 973, Lippincott-raven Publishers, Philadelphia, 1999
5) 佐々木博，青山圭一，宮林千春，他：薬物による肝障害の成因と分類．臨牀消化器内科 4；1745, 1989
6) 内田俊和：中毒性肝障害—組織型分類と成立機序．日本臨牀 肝胆疾患—新しい診断・治療体系（上） 46（増刊）；854, 1988
7) 大部 誠，奥平雅彦：薬物性肝障害の病理．肝胆膵 19；767, 1989
8) Lee, R. G.,：Drug-induced hepatic injury. Diagnostic Liver Pathology, 1 st ed. p. 341, Mosby, St. Louis, 1994
9) Black, M., Mitchell, J. R., Zimmerman, H. J., et al.：Isoniazid-associated hepatitis in 114 patients. Gastroenterology 69；289, 1975
10) Peters, R. L., Edmondson, H. A., Reynolds, T. B., et al.：Hepatic necrosis associated with halothane anesthesia. Am. J. Med. 47；748, 1969
11) Reynolds, J. D. H. and Wilber, R. D.：Chronic active hepatitis associated with oxyphenisatin. Am. J. Gastroenterol. 57；566, 1972
12) Stricker, B. H. C., Blok, A. P. R., Bronkhorst, F. B., et al.：Hepatic injury associated with the use of nitrofurans：a clinicopathologic study of 52 reported cases. Hepatrogy 8；599, 1988
13) Black, M.：Acetaminophen hepatotoxicity. Annu. Rev. Med. 35；577, 1984
14) Ishak, K. G.：Hepatic lesions caused by anabolic and contraceptive steroids. Semin. Liver Dis. 1；116, 1981
15) Ishak, K. G. and Zimmerman, H. J.：Hepatotoxic effects of the anabolic/androgenic steroids. Semin. Liver Dis. 7；230, 1987
16) Zafrani, E. S., Ishak, K. G. and Rudzki, C.：Cholestatic and hepatocellular injury associated with erythromycin esters. Report of nine cases. Am. J. Dig. Dis. 24；385, 1979
17) Ishak, K. G. and Irey, N. S.：Hepatic injury associated with the phenothiazines. Clinicopathologic and follow-up study of 36 patients. Arch. Pathol. 93；283, 1972

（佐田通夫，古賀郁利子，鹿毛政義，神代正道）

6. アルコール性肝障害

はじめに

アルコール性肝障害は，アルコール（エタノール）の大量飲酒によってもたらされる肝病変の総称である．近年，飲酒量の増加に伴ってアルコール関連疾患がしばしば話題となり，とくに女性におけるアルコール性肝障害の増加が社会問題となっている[1]．本稿では，生検標本によるアルコール性肝障害の診断上のポイントおよび注意点を述べ，最近の知見も併せて報告する．

I．生検標本の読み取りのポイント

アルコール性肝障害の典型像は，欧米の症例では高頻度に観察され，生検診断にさほど困難を感じない．しかしながら，わが国では軽症例が多いためか，診断に苦慮することがまれではない．以下に述べる所見がアルコール性肝障害の可能性を示唆する組織変化である．

1. Mallory体の出現

肝細胞の核のまわりに滴状あるいは不規則な形状の好酸性，硝子様均質に染まる小体が出現する（図1）．Malloryは，これをアルコール硝子体（alcoholic hyalin）と名づけた．ただし，これはアルコール性肝障害に特異的な病変ではない．たとえば，原発性胆汁性肝硬変などの慢性胆汁うっ滞症や amiodarone[2] などの薬物でも Mallory体は出現する．

2. 脂肪変性

脂肪変性の小葉内での分布は，症例により異なるが，基本的にびまん性（図2）で小葉中心部に強い傾向がある[3]．大脂肪滴が主体をなすが，小脂肪滴も混在する．わが国ではまれだが，特殊な例では肝細胞が泡沫状の変化を呈する[4]．

3. 線維化

1) 肝細胞周囲線維化（pericellular fibrosis）
Disse腔に膠原線維の沈着がみられる（図3）．
2) 静脈周囲線維化（perivenular fibrosis）
中心静脈周囲に膠原線維の沈着がみられる（図4）．線維化が高度になれば静脈が完全に閉塞することもある．
3) クモ膜状線維化（arachnoidal fibrosis）
門脈域より近接する類洞内にクモ膜状に線維化が進展する[5]（図3）．

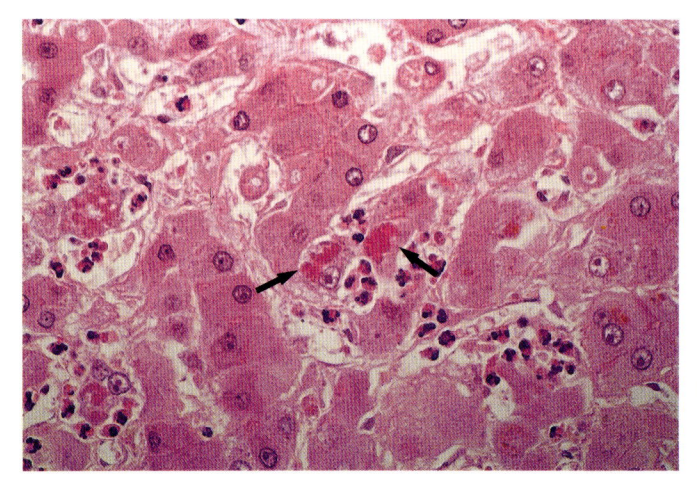

図1 Mallory体(矢印)の集簇
肝細胞周囲には著明な好中球浸潤を認める．(HE ×130)

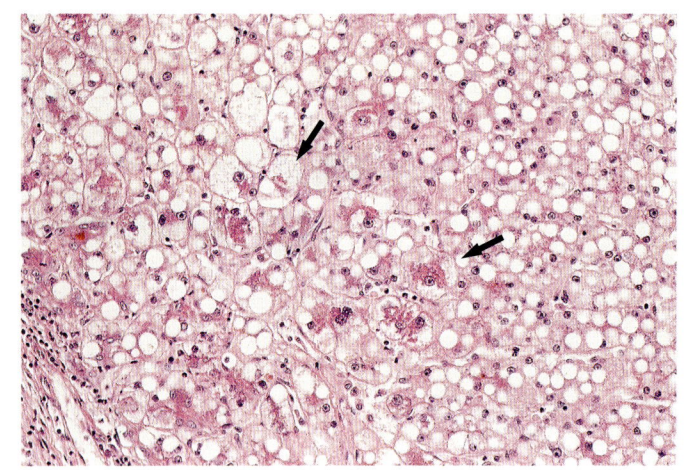

図2 びまん性の脂肪変性
水腫様腫大を示す肝細胞(矢印)もみられる．(HE ×100)

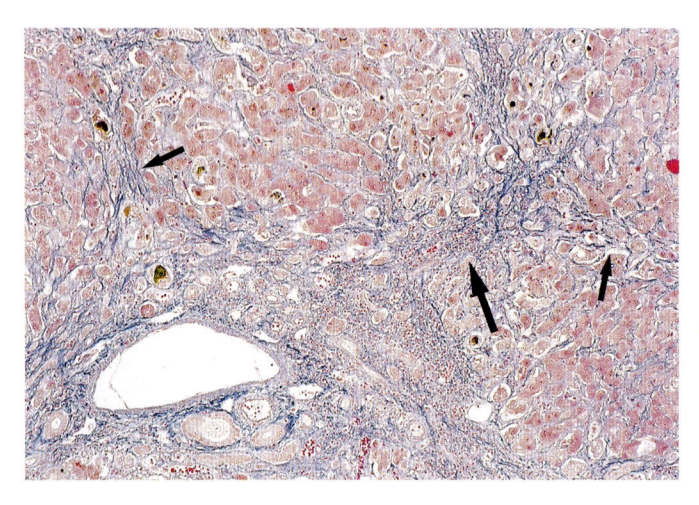

図3 クモ膜状線維化(arachnoidal fibrosis，矢印大)と肝細胞周囲線維化(pericellular fibrosis，矢印小)
(Azan ×50)

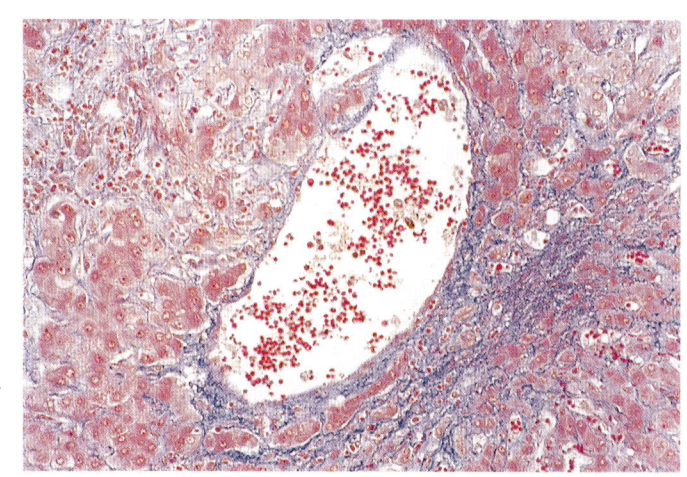

図4 静脈周囲線維化（perivenular fibrosis）
（Azan ×100）

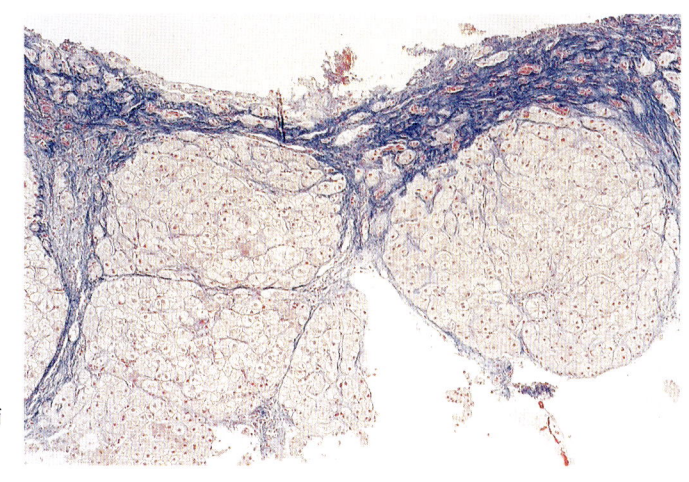

図5 小型で比較的均一な再生結節
（Azan ×50）

4. 好中球浸潤

好中球浸潤は門脈域，実質のいずれにも認められる．典型的にはMallory体の周囲（図1）や細胆管化生を示す肝細胞周囲に出現する．

5. その他

細胆管（偽胆管）の増生，ヘモジデリン沈着などは，アルコール性肝障害にしばしば付随する所見である．また，細胞質内に巨大ミトコンドリア[6]を認めることもある．

II．アルコール性肝障害の分類

アルコール性肝障害は，以下の四つの組織診断に分類されている．

1. アルコール性脂肪肝

基本的には大脂肪滴と小脂肪滴が混在して出現する（図2）．C型慢性肝炎の脂肪変性との鑑別が問題となるが，C型慢性肝炎では脂肪変性は軽度でfocalに出現することが多い．脂肪変性は可逆性で，禁酒により6〜8週で比較的速やかに消失する．たとえば長期入院の重症アルコール性肝炎の患者では，確実に禁酒状態におか

れるため，肝生検組織の脂肪変性は意外と軽いことが多い．なお，脂肪肝はアルコールのみならず，肥満，糖尿病，薬物などでも招来されうる．したがってアルコール性脂肪肝と生検診断するには，臨床的にこれらの成因を除外診断する必要がある．

2. アルコール性肝線維症

肝病変が慢性に経過した所見，すなわち種々の程度の線維化が病変の主体をなす．前述の三つのtypeの線維化[5]が特徴とされる．しかし興味深いことに，Uchimuraら[7]はアルコール性肝病変とC型慢性肝炎との比較において，arachnoidal fibrosisの出現頻度，程度に有意差が認められないと報告している．

3. アルコール性肝炎

組織像の特徴として，前述のMallory体の出現，好中球浸潤，線維化に加え，肝細胞の水腫様腫大(hydrophic swelling, ballooning, 図2)，胆汁うっ滞などが認められる．脂肪変性は目立つ場合もあるが，むしろ軽微な場合もある．わが国のアルコール性肝炎では，欧米の症例と比べてMallory体の出現頻度が少なく，一般的に組織変化は軽度である．

4. アルコール性肝硬変

アルコール性肝硬変の特徴は，大きさが2～3 mmの比較的均一なmicronodular cirrhosisである(図5)．ただし，禁酒をすると再生結節が大きくなる症例がある．かつて，脂肪性肝硬変と同義語に用いられたこともあるが，アルコール性肝硬変では必ずしも脂肪沈着は目立たない．筆者ら[8]の検討では，完成されたC型肝硬変においても，しばしば同様のmicronodular patternが観察される．かつて，アルコール性肝硬変は全肝硬変の約30％と成書に報告されていたが，これらの症例のなかにはC型肝炎加重例も含まれていた可能性がある．

III. アルコール性肝硬変と肝細胞癌の関連について

肝炎ウイルスの関与しない純粋なアルコール性肝硬変では，肝細胞癌の発生はまれと考えられる．アルコール性肝硬変に肝細胞癌がみられた場合は，肝炎ウイルスの関与や免疫学的異常などを否定することが肝要であろう．

中島ら[9]は，アルコール多飲者に生じた肝細胞癌類似の過形成性病変について検討している．これらの病変は径1 cm前後で，生検で高分化型肝細胞癌と誤って診断され，外科的に切除されていた．アルコール性肝硬変に大型結節がみられた場合，生検診断に細心の注意が必要である．

IV. 病歴（飲酒歴）の重要性

最後に，病理サイドから臨床医への要望として，飲酒歴の重要性を述べたいと思う．組織学的にアルコールの関与が示唆されても，飲酒歴の裏付けがなければアルコール性肝障害の確診には至らない．アルコール性肝障害の診断は問診がすべてかもしれない．とくに注意すべきは，大量飲酒家は，往々にして実際の飲酒量より過少に申告する傾向があることである．

また，糖尿病や肥満などがある人で，飲酒歴がないにもかかわらず，アルコール性肝炎類似の病変が組織学的に観察された場合，nonalcoholic steatohepatitis(NASH)[10]の可能性を疑う必要がある．

おわりに

近年，アルコール性肝疾患は増加の傾向にあるものの，わが国では依然，ウイルス性肝炎が肝疾患の主因である．そのなかでもとくにHCVとアルコールの重複例がしばしば問題となるが，アルコールによる組織変化が目立つことはむしろ少なく，概してウイルス性肝炎の組織像が前面に現れる．こういった症例に関する病理学的な評価基準はまだ一定しておらず，病理学者により解釈が異なっている．これらは今後の検討課題である．

文献

1) 高田 昭，松田芳郎，高瀬修二郎，他：わが国におけるアルコール性肝障害の実態(その3)．1992年全国集計の成績から．日消誌 91；887-898, 1994
2) Lewis, J. H., Ranard, R. C., Caruso, A., et al.: Amiodarone hepatotoxicity: Prevalence and clinicopathologic correlations among 104 patients. Hepatology 9；679-685, 1989
3) 打越敏之，前山史朗：アルコール性肝障害―単独病変とC型肝炎重複病変．病理と臨床 11；928-935, 1993
4) Uchida, T., Kao, H., Quispe-Sjogren, M., et al.: Alcoholic foamy degeneration—A pattern of acute alcoholic injury of the liver. Gastroenterology 84；683-692, 1983
5) 中野雅行：アルコール性肝障害．肝胆膵 33；497-502, 1996
6) Uchida, T., Kronborg, I. and Peters, R. L.: Giant mitochondria in the alcoholic liver diseases—their identification, frequency and pathologic significance. Liver 4；29-38, 1984
7) Uchimura, Y., Sata, M., Kage, M., et al.: A histopathological study of alcoholics with chronic HCV infection: comparison with chronic hepatitis C and alcoholic liver disease. Liver 15；300-306, 1995
8) Shimamatsu, K., Kage, M., Nakashima, O., et al.: Pathomorphological study of HCV antibody-positive liver cirrhosis. J. Gastroenterol. Hepatol. 9；624-630, 1994
9) 中島 収，渡辺次郎，田中将也，他：アルコール多飲者の肝過形成結節に関する臨床病理学的研究．肝臓 37；704-713, 1996
10) Ludwig, J., Viggiano, T. R., McGill, D. B., et al.: Nonalcoholic steatohepatitis. Mayo Clinic experiences with a hitherto unnamed disease. Mayo Clin. Proc. 55；434-438, 1980

（島松一秀，鹿毛政義）

7. 原発性胆汁性肝硬変と原発性硬化性胆管炎

はじめに

原発性胆汁性肝硬変(以下,PBC)と原発性硬化性胆管炎(以下,PSC)は,胆管の障害像を病変の主座とする胆汁うっ滞性疾患であり,欧米では肝移植の適応となる代表的疾患である.今回はそれらの生検診断のポイントおよび問題点について論じてみたい.

I. 原発性胆汁性肝硬変 (primary biliary cirrhosis)

1. 臨床事項[1]

PBCは中年女性に好発する疾患であり,典型例では瘙痒感を初発症状とする.最近では無症候性PBC症例も多数みられる.検査所見では,ALP値などの胆道系酵素の上昇が重要な指標である.PBCの大多数で抗ミトコンドリア抗体(anti-mitochondrial antibodies;AMA)が陽性を示し,とくにM2分画は特異的といわれる.

2. 生検診断のポイント

門脈域をていねいに観察し小葉間胆管の変化に注目すれば,生検診断は必ずしも困難ではない.

1) 特徴的な胆管病変

小葉間胆管を中心に慢性非化膿性破壊性胆管炎(chronic non-suprative destructive cholangitis[2];CNSDC,図1)と呼ばれる特徴的な胆管病変が認められる.主として胆管壁の破壊,胆管上皮細胞の腫大,リンパ球の胆管上皮内浸潤,胆管の過形成性変化などを認める.Scheuerの分類[3]によれば,CNSDCはearly stageの所見とされるが,実際はあらゆるstageに出現しうる.

2) 小葉間胆管の消失

胆管消失は早期からみられ,病変の進行とともに高度となる(図2).増生した細胆管(偽胆管)を,本来の小葉間胆管と区別することが必要である.偽胆管は門脈域周辺に位置し,形態学的に細長く,不規則な蛇行や分岐を伴う.

3) 類上皮型肉芽腫の出現

門脈域および実質に,サルコイドーシス類似の類上皮型肉芽腫が出現する(図3).

4) 多彩な炎症細胞浸潤

リンパ球が炎症細胞の主体をなすが,そのほかに形質細胞,好酸球,好中球など多彩な炎症細胞浸潤[4]がみられる.

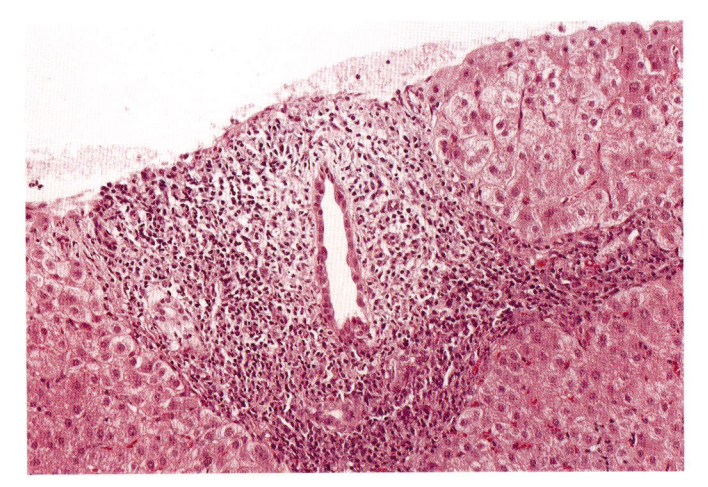

図1 慢性非化膿性破壊性胆管炎(CNSDC)の像
胆管上皮細胞の腫大,核の多層化,細胞質の変性が認められる.周囲には高度な炎症細胞浸潤をみる.(HE ×100)

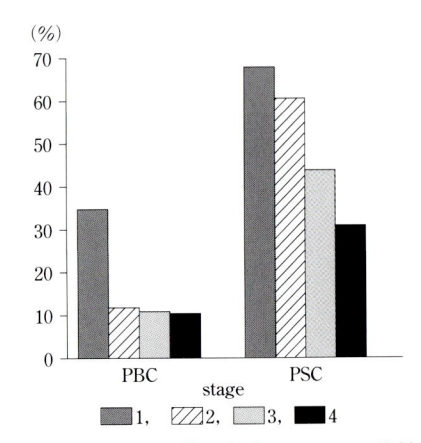

図2 残存小型胆管の割合とstageの比較
(PBC 60例,PSC 45例)
病変が進行するにつれ小葉間胆管の数が減少する.胆管消失はPBCでより顕著である.
(筆者の検討による)

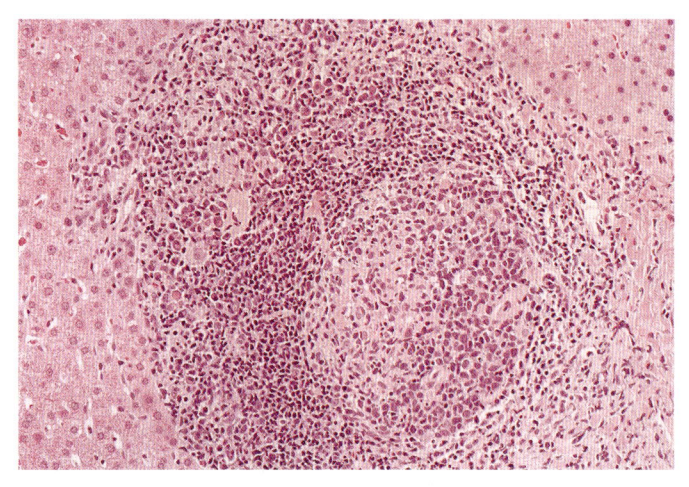

図3 門脈域に形成された類上皮型肉芽腫
著明なplasma cellの浸潤もみられ,門脈の三つ組構造は認識できない.(HE ×100)

5) 銅結合蛋白(copper binding protein)の証明

銅結合蛋白は主として門脈域周囲の肝細胞に出現する.これはオルセイン染色にて細胞質内の微細顆粒として証明される(図4).病変が進行した症例で出現することが多い.

6) Mallory体の出現(図5)

胆汁うっ滞により羽毛変性(feathery degeneration)をきたした肝細胞にしばしばみられる.

3. 生検診断上の問題点

観察可能な門脈域が少ない場合は,PBCの診断に苦慮することがある.当然,胆管消失の評価も困難である.また,肉芽腫の出現はPBCの病理診断にきわめて有用であるが,必ずしも生検組織中に出現するとはかぎらない.

4. 鑑別疾患

胆管消失をきたす種々の疾患が鑑別の対象となりうる.とくに欧米では,進行例のPBCと

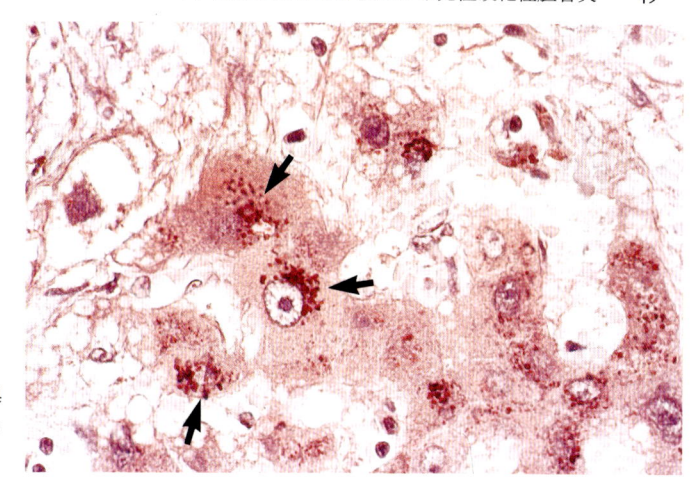

図4 銅結合蛋白が微細顆粒状(矢印)に認められる．(orcein stain ×400)

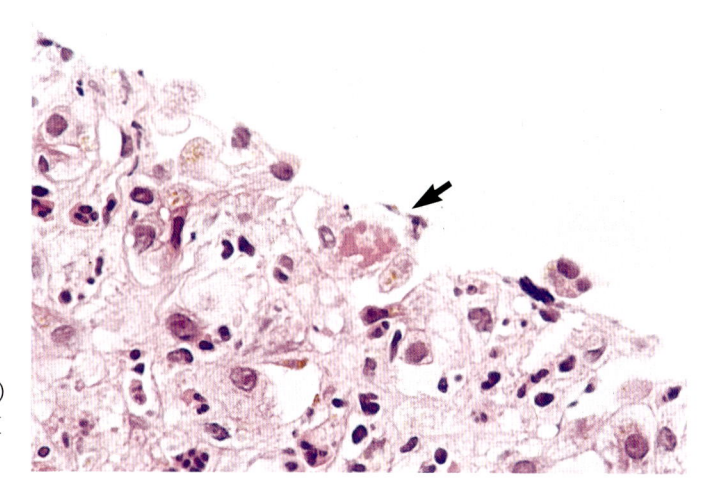

図5 Mallory体の出現(矢印)肝細胞には胆汁うっ滞がみられる．(HE ×400)

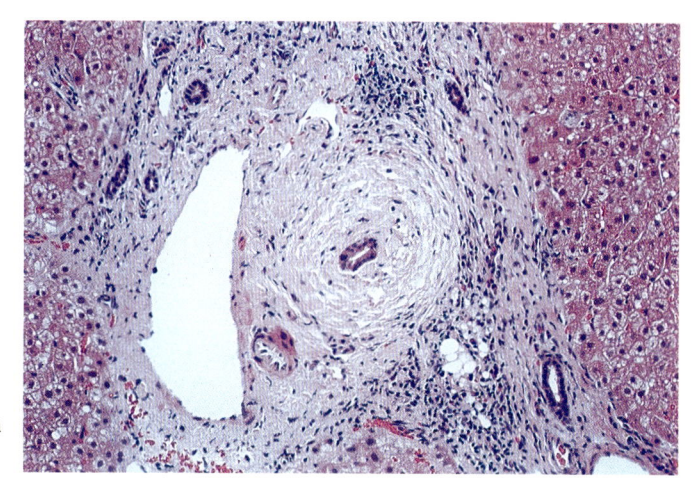

図6 針生検組織中にonion skin lesionがみられたPSC症例(HE ×100)

PSCの鑑別が困難な場合がある．さらにPBCではpiecemeal necrosisが高率に認められ，肝実質の壊死炎症反応も比較的目立つ症例もあることから，慢性活動性肝炎もしばしば鑑別の対象となる[5]．胆管障害はC型慢性肝炎にも出現することが知られているが[6]，その程度はPBCに比べ軽微であり胆管消失をきたすことはほとんどない．

II．原発性硬化性胆管炎 (primary sclerosing cholangitis)

1．臨床事項[1]

PSCは男性にやや多く，しかも子供[7]から大人まで幅広い年齢層にみられる．検査所見ではPBCと同様に胆道系酵素の異常をきたすが，AMAは陰性である．また，潰瘍性大腸炎が高率に合併，もしくは続発することが知られている．PSCでは胆道造影所見がきわめて重要である．典型例では，肝内外胆管系が数珠状パターン(beaded appearance)や枯れ枝状パターン(pruned tree appearance)などを示し，確定診断の有力な根拠となる．

2．生検診断のポイント

PSCは生検のみでは確定診断できない．後述する組織所見も，PSCに特異的といえる変化はない．臨床情報や胆道造影の結果を参考に，総合的に診断することが必要である．

1）胆管周囲線維化

胆管の狭小化とそれを取り巻く層状の線維化(periductal fibrosis)がしばしばみられる(図6)．この病変はonion-skin lesionと称され，PSCに特異的と誤解されているが，実際には種々の胆道系疾患でみられる．

2）胆管の変化

胆管上皮の変性や萎縮の結果，胆管内腔の狭小化が起こる．PBCの胆管病変と類似するため鑑別が困難なこともある．病変が進行すれば内腔の完全閉塞をきたし胆管は消失するが，線維性瘢痕組織として観察される場合もある．

3）小葉間胆管の消失

胆管消失の頻度は病変が進行するにつれ高くなるが，PBCと比較してその程度に明らかな差がある(図2)．PBC同様，細胆管の増生を伴うことが多い．

4）その他

PSCには肉芽腫は出現しないという記載[8]もあるが，少数ながら認めるという報告[9]もある．PBCと同様，胆汁うっ滞をきたす疾患なので，銅結合蛋白やMallory体の出現がある．

3．生検診断上の問題点

small ductのみに病変を認めるPSC[10]も報告されているが，PSCは大型もしくは中型の胆管障害が病変の主体である．したがって，末梢門脈域しか採取できない針生検組織には，おのずから病変の全体像の把握に限界がある．

4．鑑別疾患

前述のPBCとの鑑別が重要である．そのほかに，細菌性の上行性胆管炎やAIDSなどを原因としたPSC類似の病変が知られている(acquired sclerosing cholangitis)．また，薬剤性胆汁うっ滞や特発性成人性胆管消失症なども鑑別疾患となる．

III．autoimmune cholangiopathy

AMAが陰性であるが，臨床病理学的所見がPBCに類似し，抗核抗体(antinuclear antigen；ANA)が陽性を示す例が知られている[11]．この疾患に対し，autoimmune cholangiopathyやautoimmune cholangitisなどの名称が提唱さ

れ，PBC および自己免疫性肝炎(autoimmune hepatitis；AIH)とは独立した概念として位置づけられている．しかしPBC や AIH の一部とすべきという議論もあり，今後のさらなる検討が必要である．

おわりに

以上，PBC と PSC に関し病理学的事項を中心に解説を加えた．

文献

1) MacSween, R. N. M., Anthony, P. P., Scheuer, P. J., et al.：Pathology of the Liver, 3rd ed. Churchill Livingstone, Edinburgh, 1994
2) Rubin, E., Schaffner, F. and Popper, H.：Primary biliary cirrhosis. Chronic non-suppurative destructive cholangitis. Am. J. Pathol. 46；387-407, 1965
3) Scheuer, P. J.：Primary biliary cirrhosis. Proc. Roy. Soc. Med. 60；1257-1260, 1967
4) Scheuer, P. J. and Lefkowitch, J. H.：Liver Biopsy Interpretation, 5th ed. W. B. Saunders, Philadelphia, 1994
5) 中沼安二，原田憲一，佐々木素子，他：自己免疫性肝炎．病理と臨床 8；936-941, 1993
6) Lefkowitch, J. H., Schiff, E. R., Davis, G. L., et al.：Pathological diagnosis of chronic hepatitis C：A multicenter comparative study with chronic hepatitis B. Gastroenterology. 104；595-603, 1993
7) 藤沢知雄，乾あやの，小杉武史：原発性硬化性胆管炎．小児内科 29；210-213, 1997
8) 内田俊和：原発性硬化性胆管炎．病理と臨床 9；1541-1544, 1991
9) Ludwig, J., Colina, F. and Poterucha, J. J.：Granulomas in primary sclerosing cholangitis. Liver 15；307-312, 1995
10) Ludwig, J.：Small-duct primary sclerosing cholangitis. Semin. Liver Dis. 11；11-17, 1991
11) Michieletti, P., Wanless, I. R., Katz, A., et al.：Antimitochondrial antibody negative biliary cirrhosis：a distinct syndrome of autoimmune cholangitis. Gut 35；260-265, 1994

（島松一秀，鹿毛政義）

8. 肝硬変

はじめに

　肝機能検査や画像検査などの諸検査の進歩の結果，肝硬変の診断はより正確になされるようになり，診断のための肝生検は侵襲が強いため避けられる傾向にある．しかし，生検肝から，肝硬変の進行度，成因，肝炎の活動の程度など，得られる情報は少なくない．

I．肝硬変の定義

　肝硬変の定義を病理形態の面から平易に表現すれば，「肝臓全体にびまん性に線維性隔壁により取り囲まれる再生結節が形成される病変」となる．再生結節(regenerative nodule)は，肥大結節，偽小葉結節とも呼ばれ，肝細胞の壊死・脱落後に生じる再生した肝細胞の集団からなる．再生結節が本来の肝小葉と比較して，小さいものは亜小葉性，ほぼ同大のものを単小葉性，大きくいくつかの小葉を含んでいる場合は複小葉性と呼ばれる．肝硬変にみられる大きな結節は大再生結節(large regenerative nodule)とも呼ばれる．結節の周囲を取り囲む線維帯は線維性隔壁と呼ばれる．結節の大きさと隔壁の幅はさまざまある．隔壁は，門脈域間，あるいは門脈域と中心静脈間を結ぶ線維性架橋を基盤として形成される．ウイルス性肝硬変では，門脈域から伸展してきた線維化が相互に連結しあって隔壁を形成する．Budd-Chiari症候群などのうっ血性肝硬変をきたす疾患では，まず中心静脈から線維化が伸展し線維性架橋を形成する．

II．肝硬変の分類

　肝硬変の分類は，病理形態に基づく分類から機能的異常に基づく分類まで，種々の分類方法が提唱されている[1]．ここでは，原因に基づく肝硬変の分類に従い，ウイルス性肝硬変，アルコール性肝硬変，うっ血性肝硬変ならびに胆汁性肝硬変の病理組織形態の特徴について述べる．

1．ウイルス性肝硬変

　本邦では，ウイルス性肝硬変は，そのほとんどがB型ないしはC型肝炎ウイルスの持続感染に起因する．B型肝硬変(B型肝炎ウイルス関連肝硬変)とC型肝硬変(C型肝炎ウイルス関連肝硬変)には，次のような病理形態学的特徴がある[2]．B型肝硬変は明瞭な大きな結節(macro-nodular type)で線維性隔壁の幅は狭く(図1)，一方，C型肝硬変は小さな結節(mixed-nodular typeやmicro-nodular type)を形成し，幅の広

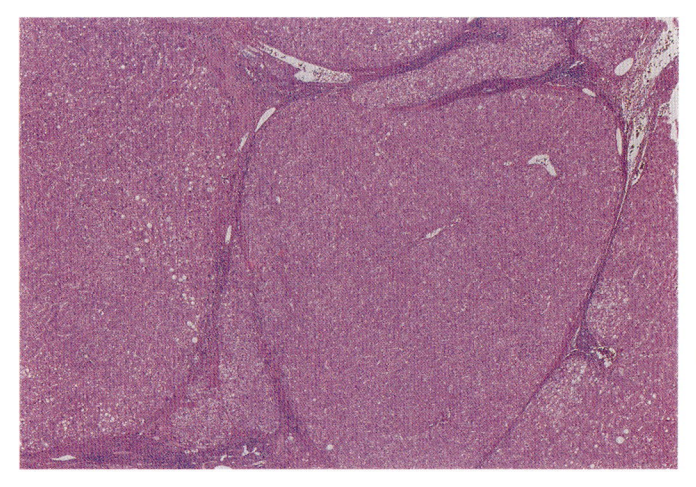

図1 B型肝硬変
　　　（肝癌外科手術例非癌部）
　　線維性隔壁が狭く，三宅の分類[1]では乙型に相当する．（HE ×50）

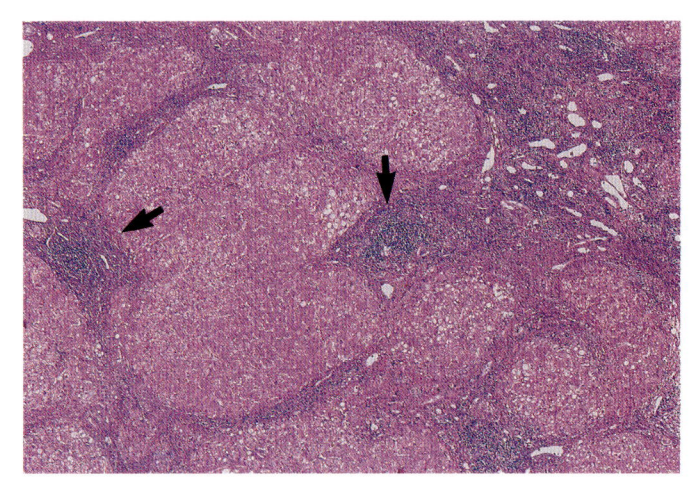

図2 C型肝硬変
　　　（肝癌外科手術例非癌部）
　　リンパ濾胞（矢印）が明らかで，壊死炎症が明瞭に認められる．（HE ×50）

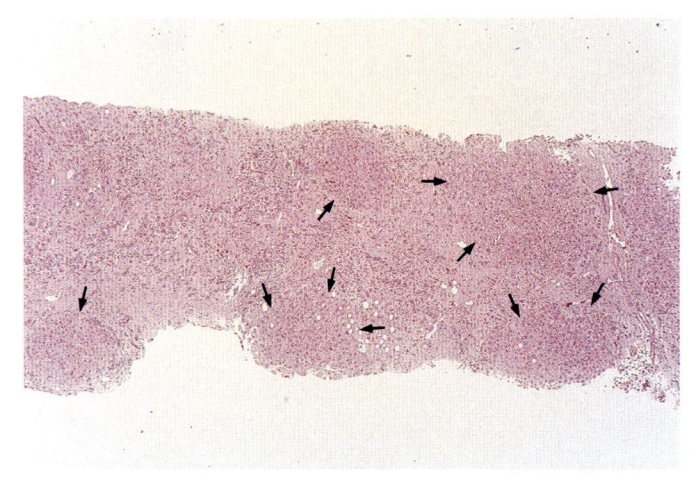

図3 進行したアルコール性肝硬変
　　小さな再生結節（矢印）と幅広くかつ緻密な線維性隔壁．（HE ×25）

い線維性隔壁を形成する傾向がある（図2）．このような差は，C型肝硬変では，肝硬変になっても炎症が持続する結果，いったん形成された再生結節をさらに分断するような線維化が門脈域から伸展し，再生結節の細分化が生じるためと理解されている[2]．これに対し，B型肝硬変例では，

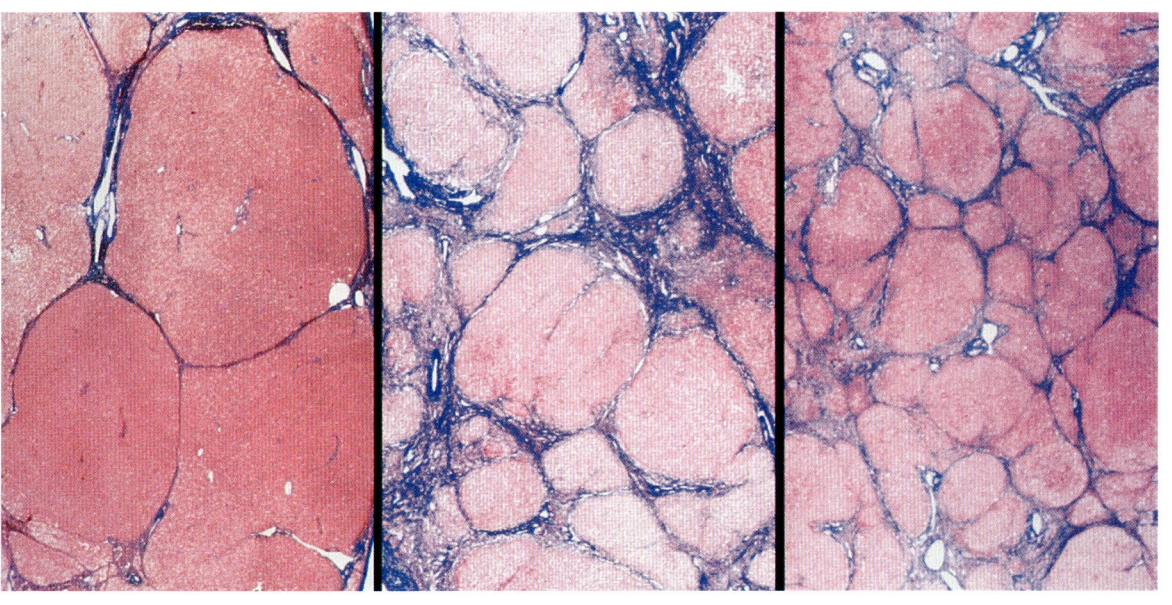

B型肝硬変　　　　　　　　　　C型肝硬変　　　　　　　　アルコール性肝硬変

図4　B型およびC型肝硬変とアルコール性肝硬変の組織像（Azan染色　×10）

HBe抗原からHBe抗体へとseroconversionした症例が多く，このような例では，炎症は消退し肝細胞再生の活動が旺盛となり，大きな結節を形成する傾向にある．大型で歪な核を呈する肝細胞のdysplasiaは，C型肝硬変にもみられるが，B型肝硬変に目立つ．

2．アルコール性肝硬変

比較的均一な小さな再生結節，狭い緻密な線維性隔壁，肝細胞に出現するMallory体（アルコール硝子体）および好中球浸潤が特徴である（図3）．ただし，Mallory体や好中球浸潤が常に観察されるとは限らず，本邦では出現頻度はむしろ低い．肝細胞の脂肪化の程度は症例間で差があり，アルコール性肝硬変を特徴づける所見とはいえない[3]．

肝硬変の形態は固定したものではなく，アルコール性肝硬変だからといって結節が常に小さいとは限らない．禁酒すれば肝細胞の再生活動が活性化し，肝硬変の結節は大きくなる症例もある．一方，飲酒の継続により，肝硬変は進行し，再生結節をその辺縁から切り崩すような線維の沈着があり，隔壁は次第にその幅を広げ，究極は肝細胞が消失してしまうことがある．

アルコール性肝硬変は，小さな結節形成という点では，C型肝硬変に類似する（図4）が，C型肝硬変では，線維性隔壁のリンパ球浸潤やリンパ濾胞など壊死炎症反応が目立つ点（好中球浸潤は目立たない）が鑑別点となる．小型の再生結節でリンパ球浸潤が目立つ症例や肝細胞のdysplasiaをみたならば，仮に大酒家であっても，アルコール性肝硬変と即断せずに，B型ないしはC型肝炎ウイルス感染の関与について検索すべきである．

3．うっ血性肝硬変

慢性うっ血肝で肝細胞が最初に障害を受けるのは中心帯領域である．したがって，線維化も中心帯領域から伸展し，中心帯領域間を結ぶ線維性架橋を形成するのが特徴である．図4で示したような，明瞭な円形の結節は通常つくらない．図5はBudd-Chiari症候群の生検肝組織像

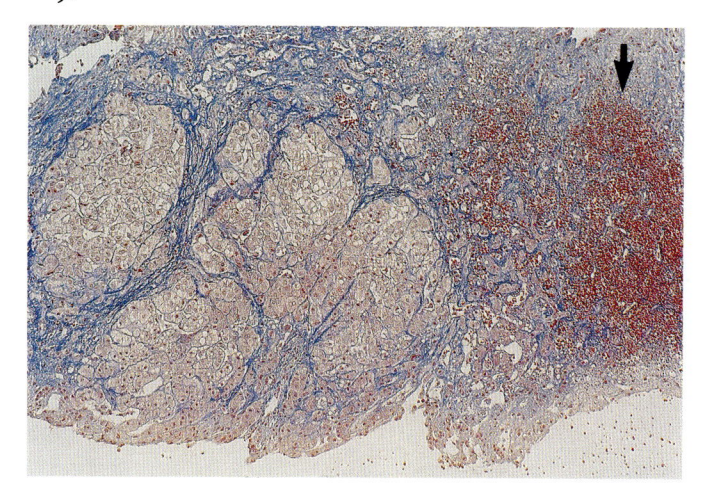

図5 Budd-Chiari症候群にみられた，進行したうっ血性肝硬変
　矢印は隔壁に見られるうっ血像．
　(Azan染色　×50)

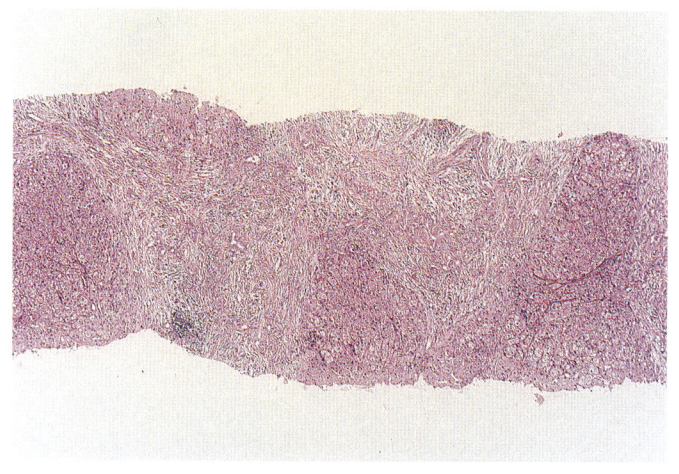

図6 胆道閉鎖症にみられた進行した胆汁性肝硬変
　小葉間胆管は消失．(HE　×25)

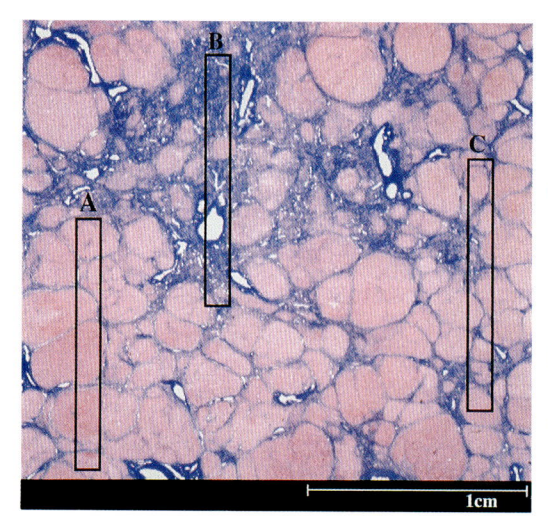

図7 C型肝硬変(肝癌外科手術例非癌部)
　針生検にて，3カ所，肝組織を採取したと仮定．
A：大きな結節の部．隔壁と結節は含まれるが，生検組織では一個一個の結節として認識出来ない．
B：線維化が目立ち，ほとんど結節は含まれていない．
C：小さな結節の部．C型肝硬変の特徴がでている．(Azan染色，×10)

で，進行したうっ血性肝硬変を示している．幅の広い線維帯がみられ，肝生検された時点でもうっ血(矢印)が目立つ．

4. 胆汁性肝硬変

原発性胆汁性肝硬変症，胆道閉鎖症などの胆道系に病変の主座を置く疾患では，胆汁うっ滞

が持続すると，門脈域から，特徴ある不規則な形状の線維化が小葉内に伸展する．図6は胆道閉鎖症の進行した胆汁性肝硬変の肝生検像である．幅の広い線維性隔壁に埋没するような再生結節が観察される．膠原線維の沈着は緻密である．この症例にみられるように，肝硬変の進行に伴い，結節は次第に小さくなり，小葉間胆管が消失することがある．

III. 針生検による病型分類の問題 —病変分布の不均一性

肝硬変の分類病型分類のなかで micro-nodular type か macro-nodular type かや，三宅の甲，乙分類などの肝硬変の病型分類は行わないほうがよいと考えられている．なぜなら，これらの病型分類は，主体となる結節の性状によってなされるべきであるが，肝硬変では，病変は必ずしも均一ではない．つまり，同一肝でも部位によって再生結節の大きさも線維性隔壁の幅も異なる場合が多く，生検で得られるサンプルが肝病変の全体像を代表しているとの保障がないからである(図7)[4]．

IV. 肝生検による肝硬変診断のポイントと留意点

1. 慢性肝炎と肝硬変の鑑別について

明確な再生結節が針生検でも認識できれば，肝硬変の病理診断は容易である．しかし，肝小葉構築の改変が進行した慢性肝炎と肝硬変との鑑別に迷う場合がある．これは，慢性肝炎から肝硬変に進展する過程で，どちらともつかない，いわば"移行期"の症例が存在するからである．この場合，肝組織所見から無理に両者の鑑別を行う必要はない．筆者は，肝針生検組織による診断に際し，明瞭な結節が認められないかぎりは肝硬変の診断をしないことにしている．しかし，仮に，再生結節が明瞭に存在しても，必ずしも肝硬変とは限らないのは，図8のような症例が存在することからも明らかである．肝硬変の診断にあたっては，肝生検はあくまでも，補助的検査に過ぎないことを銘記し，臨床症状や所見，腹腔鏡検査を含む検査所見を総合し判断することが重要である．

2. 肝小葉構築をどのように読むか

ただし，肝小葉構築の正しい評価は，慢性肝疾患の肝病変の進行程度を知るうえで重要である．十分に広い範囲を鏡検できる剖検肝や外科的切除肝などでは肝小葉構築の評価は容易であるが，針生検では困難な場合がある．鏡検する際，まず弱拡大で組織全体を概観し，標本に分布する門脈域と中心静脈の位置関係を把握し，"分布や位置関係"の規則性や線維性架橋の有無についての評価が肝要である．

3. 断片化した肝生検組織も病理所見である

進行した肝硬変では生検材料が小片に断片化し，しかも少量しか採取されないことがある．これは線維性隔壁の部位で生検時にちぎれてしまう．一種の人工産物 artifact が生じるためである．断片化した肝組織を見た場合，Azan染色などの膠原線維染色を行い，注意深くその辺縁を鏡検する．縁取るような線維化があれば，肝硬変の可能性が高い．

4. 楔状生検では，病変の過大評価と artifact に注意

楔状生検では，針生検と比較してより広い範囲の肝組織を観察できる利点がある反面，肝被膜下領域では病変が強調されることがあり，病変を過大に評価する危険がある．たとえば，肝被膜下領域で明瞭な再生結節形成がみられても，深部では結節形成が不完全な場合もある(図8)．もう一つの問題は，artifact である．手術では，

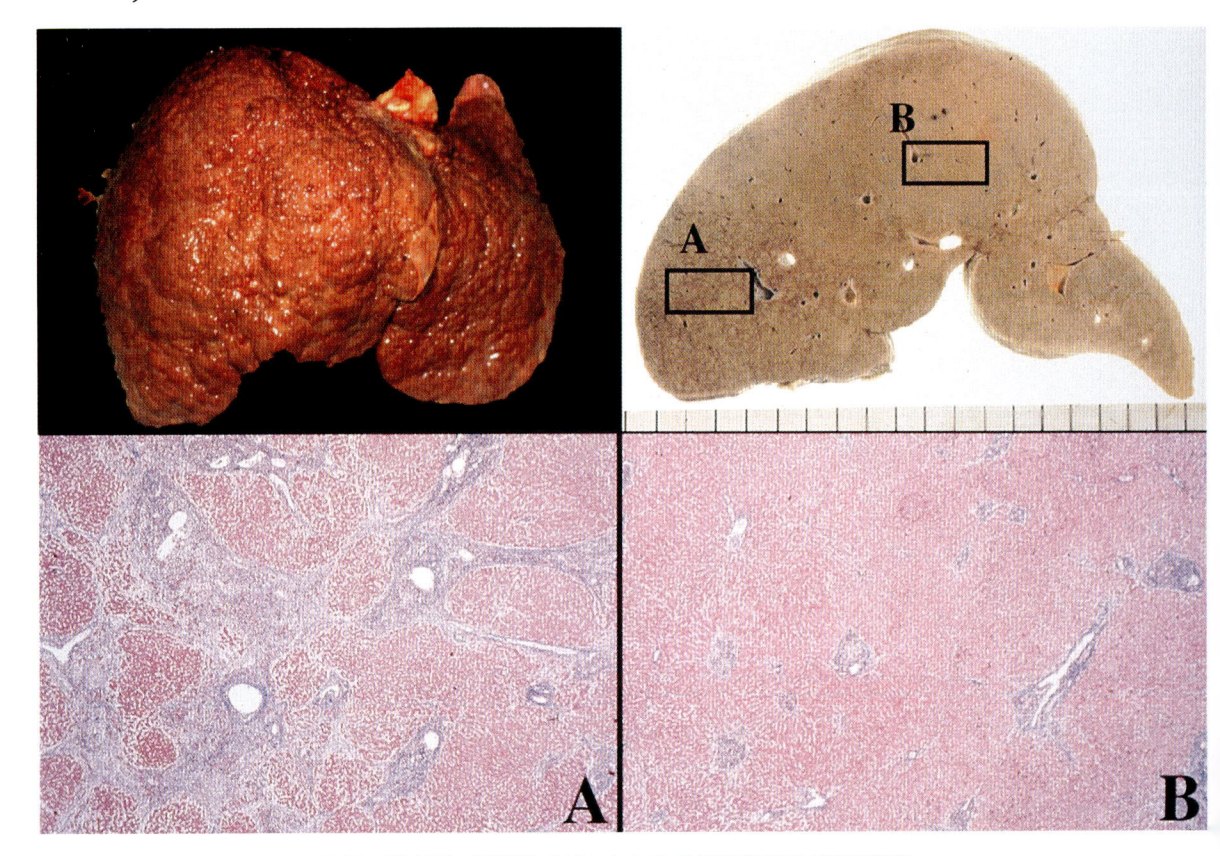

図8 肝表面に結節形成がみられるC型慢性肝炎(前肝硬変)
　　A：右葉の肝被膜下領域．結節形成が明らか．
　　B：左葉の深部．線維化も目立たず結節形成もない．

肝臓に機械的刺激が加わることが多く，多数の好中球の浸潤が小葉に出現する．このようなartifactを"好中球の浸潤の目立つ壊死炎症反応"と見誤ってはいけない．

5. 生検組織の採取は，長く，太くを心掛ける

慢性肝炎や肝硬変症例に対し，腫瘍生検用の細い生検針(21Gの真島針)で肝生検がなされていることがある．このような細い組織では，結節があっても，採取される組織の幅が狭いため，結節の全体が含まれないことがある(図7)．肝硬変が疑われる場合，肝組織の長さに加えて太さ(組織標本上では幅)が重要であり，少なくとも19G以上の太さの生検針を使用すべきである．

文　献

1) 日本門脈圧亢進症食道静脈瘤学会 編：門脈圧亢進症取り扱い規約．IV．病理．p.82，金原出版，東京，1996
2) Shimamatsu, K., Kage, M., Nakashima, O., et al.：Pathomorphological study of HCV antibody-positive liver cirrhosis. J. Gastroenterol. Hepatol. 9；624-630, 1994
3) 奥平雅彦：肝生検による肝硬変症の診断とその限界．新薬と治療 28；30-33, 1978
4) 鹿毛政義，神代正道：大酒家の肝硬変症の病理．奥村 恂，高田 昭，谷川久一 編：アルコール性肝障害の病態・経過・予後．p.161，国際医書出版，東京，1990

（鹿毛政義，内村恭代）

9. 寄生虫性肝疾患

はじめに

近年，寄生虫性肝疾患は衛生環境の改善により経験されることが少なくなった．しかし，海外旅行ブームや嗜好の多様化に伴い寄生虫性肝疾患がしばしば経験されるようになり，これらのなかには肝内結節性病変を呈するために画像診断で悪性腫瘍の肝転移や肝細胞癌と鑑別が必要なものも経験されるようになった．

寄生虫は原虫類（マラリア原虫，トキソプラズマ，赤痢アメーバなど）と蠕虫類（線虫，吸虫，条虫）に大別できる．蠕虫類は寄生部位に臓器特異性があり，肝臓に病変を形成するものとして，イヌ・ネコ蛔虫，肝吸虫，肝蛭，日本住血吸虫，包虫症（エキノコッカス）などがある．

本項では比較的遭遇する機会の多い慢性日本住血吸虫症，幼虫移行症[1]であるイヌ・ネコ蛔虫や肝蛭などの感染が原因と思われる肝内の凝固壊死性結節について概説する．

I. 日本住血吸虫症

日本住血吸虫症（日虫症）は，かつてわが国では九州筑後川流域，広島県片山地方，山梨県甲府地方，静岡県沼津地方，利根川流域などに発生していたが，河川域や灌漑溝の改善，宮入貝の駆逐などにより消失した．しかし，慢性日虫症患者は依然として旧発生地方を中心に数多く認められる．

日虫症は急性期には門脈炎や門脈周囲炎を起こし，門脈域は高度の炎症細胞浸潤とともに浮腫性の拡大を示す．慢性化すると，門脈域を中心に種々の程度の線維化を生じ，高度なものでは日虫症性肝硬変となるが，明らかな再生結節の形成は乏しく，ほとんどが肝線維症の状態を呈する．定型例では割面で肉眼的に septal fibrosis と呼ばれる肝被膜から内側に向かうスパイク状の線維帯の進展を認める（図1）．画像診断でも石灰化した多数の虫卵を含む不規則な線維化が亀の甲様パターン[2]や網の目状（魚の鱗状）パターン[3]として描出される．

慢性日虫症患者では肝癌の発生率が高いことが報告され，日虫感染が肝癌の病因になんらかの関与を有していることが示唆されている[4]．

当大学で切除された肝癌 372 例（1991〜1997年）のうち背景肝組織に日虫卵を認めた症例は 22 例（5.9%）であった（図2）が，この 22 例のうち HCV 抗体陽性が 19 例，HBs 抗原陽性

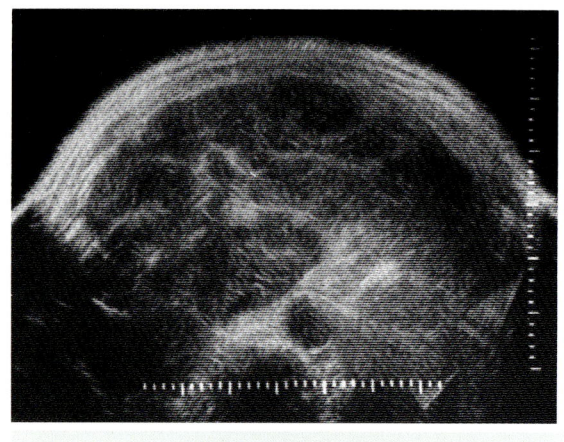

図1　日本住血吸虫症性肝硬変
a：超音波像．高エコー線状陰影による亀の甲様パターンが明瞭に認められる．
b, c：割面では肝被膜側から伸びる不規則な線維帯（septal fibrosis）による結節状パターンが特徴的である．

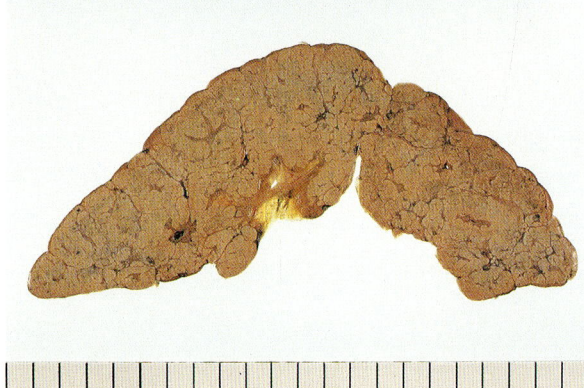

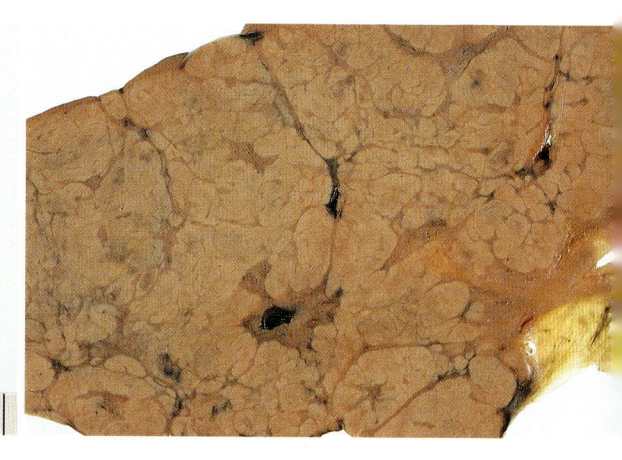

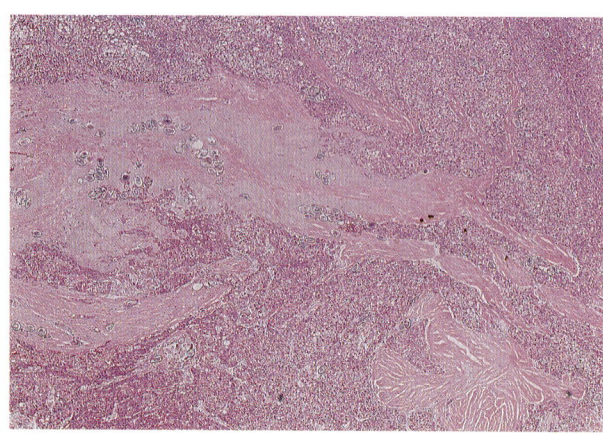

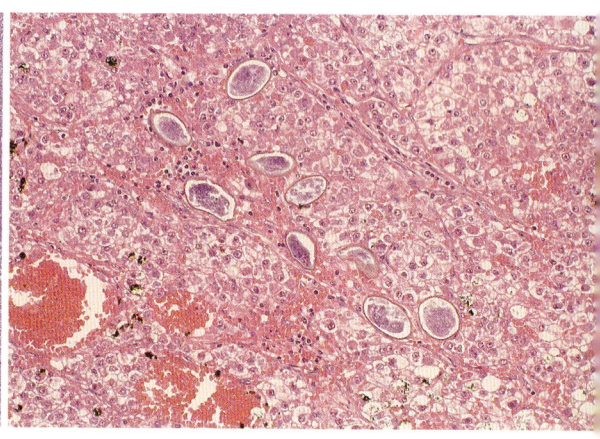

図2　HCV抗体陽性肝癌（58歳，男性）
a：癌部の線維性間質の増生と多数の日虫卵を認める．(HE　×25)
b：癌実質内にも多数の日虫卵がみられ，門脈域に存在していた日虫卵が腫瘍内部に取り込まれたものと思われる．

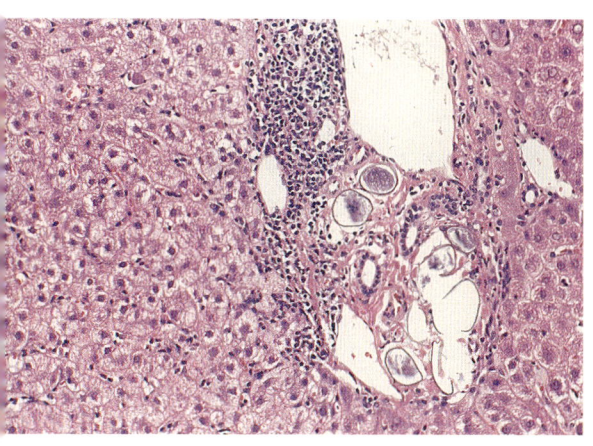

図3 HCV抗体陽性患者の肝生検組織（60歳，男性）
門脈域にリンパ球浸潤と日虫卵を数個認め，肝実質の壊死炎症反応を伴う慢性肝炎の像を呈する．(HE　×50)

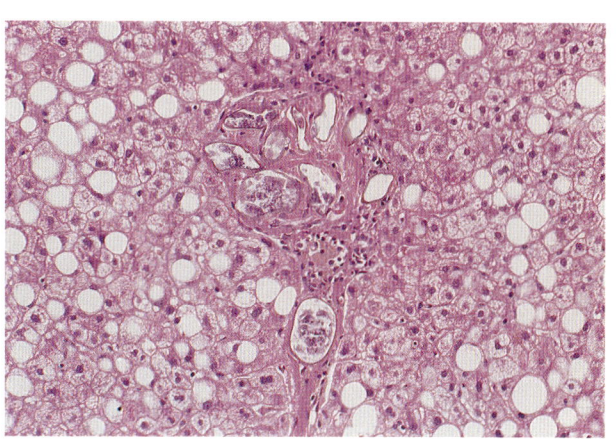

図4 HCV抗体陰性，アルコール性肝炎患者の肝生検組織（66歳，男性）
門脈域に日虫卵の集簇を認める．肝実質には脂肪変性を認める．(HE　×50)

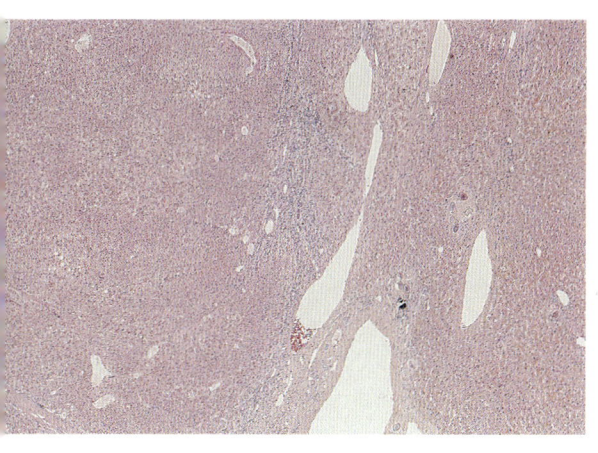

図5 53歳，男性．図左側にfocal nodular hyperplasiaがみられ，非結節部の門脈域に日虫卵の集簇を認める．(HE　×25)

が2例で，両者とも陰性例は1例 (4.5%) にすぎなかった．従来言われているように日虫症合併肝癌において，日虫症は直接的な発癌因子というよりB型肝炎ウイルスやC型肝炎ウイルス感染，あるいは他の病因とも併せ，相乗的に関与している可能性が示唆される[5),6)]．

慢性肝炎やアルコール性脂肪肝患者の肝生検組織内に日虫卵を認めることもしばしば経験され，focal nodular hyperplasiaの背景肝組織に日虫卵を認めたものも1例経験している（図3〜5）．

II．凝固壊死性結節

結節全体が肉芽組織と線維性結合織の増生を伴う凝固壊死組織で構成されるため，その質的診断が困難な肝内小結節性病変をしばしば経験するようになった．このような肝の小結節性病変は近年の画像診断の進歩，普及に伴い臨床的に経験する頻度が増加したためにその臨床病理形態学的特徴が明らかになってきた[7),8)]．

臨床的には単発あるいは多発性の低エコー小

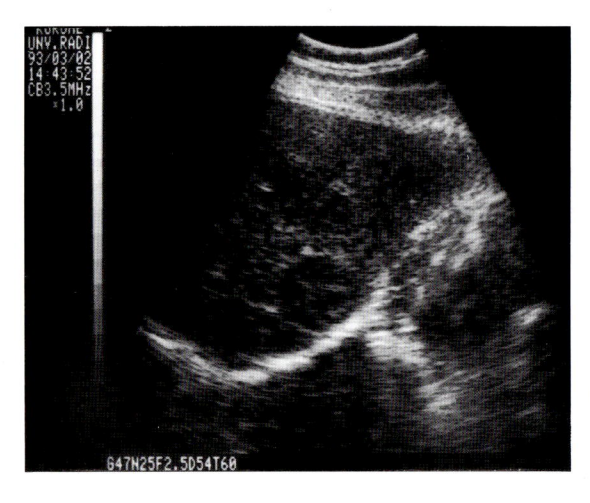

図6 径3cmの低エコー結節．結節内をつらぬくような線状エコー描出像（ビーズサイン）がみられる．

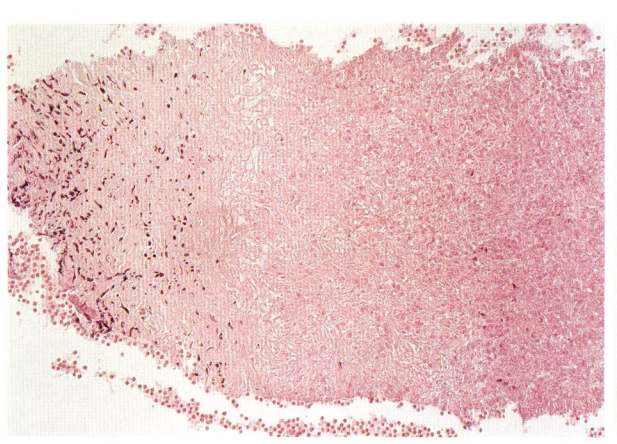

図7 病変部肝生検組織では肉芽組織と凝固壊死組織がみられる．（HE ×50）

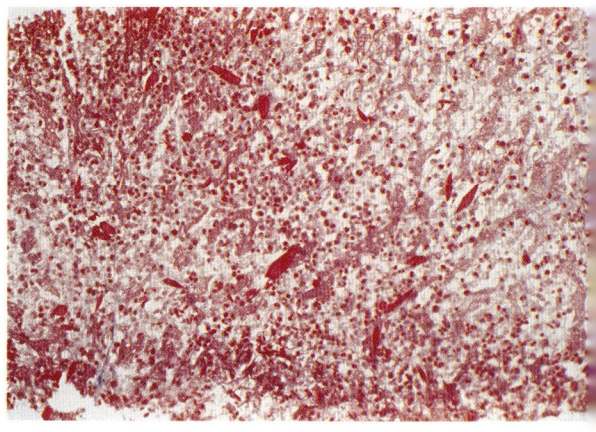

図8 アザン染色で赤色に染まる多数の菱形結晶物（Charcot-Leyden結晶）が認められる．（HE ×50）

結節性病変で，しばしばビーズサイン（低エコー結節内をつらぬくような線状エコー描出像）（図6）を呈し，血管造影では淡いstainを伴うこともあるが，一般的に血流に乏しい病変である．血清学的にはウイルス，腫瘍マーカーが陰性であることが大部分であるが，肝硬変（C型肝炎ウイルス関連）合併肝癌2例の非癌部にも同様の凝固壊死性結節を経験している．

生検組織でも肉芽組織と凝固壊死組織がみられ，アザン染色で観察すると，線維性結合織，凝固壊死の介在（図7）とともに赤色に染まる多数の菱形結晶物（Charcot-Leyden結晶）が認められる（図8）．

病因として，著明な好酸球浸潤を伴うことやその生活歴，食歴からイヌ・ネコの飼育や無農薬野菜，生レバーなどの摂取がしばしば認められることなどから，イヌ・ネコ蛔虫や肝蛭，その他の寄生虫感染が考えられる．またその大部分が自覚症状に乏しいため，炎症反応や好酸球増多症を示す急性期より示さない陳旧化した時期に偶然発見されている．この凝固壊死の形成は寄生虫感染によって引き起こされた著明な好

酸球浸潤に伴う門脈，動脈の閉塞性血管炎が大きな原因の一つと考えられる[8]．

臨床的には，単発あるいは多発性の小低エコー結節であるため，転移性肝癌，肝癌，胆管癌，結核腫，真菌感染症，炎症性偽腫瘍，硬化性海綿状血管腫などと鑑別する必要があるが，生検あるいは切除組織の各種特殊染色による検討や血清診断（寄生虫抗体価），臨床的背景を考慮することにより鑑別可能と思われる．

III．その他の寄生虫感染症

1）肝吸虫症はマメタニシを第1中間宿主，種々の淡水魚を第2中間宿主とするが，淡水魚の生食により感染すると，メタセルカリアは十二指腸から胆道に入って成虫となり，肝内胆管に寄生する．急性期には虫体の機械的刺激や代謝産物による化学的刺激，胆汁うっ滞や混合感染により肝内胆管および胆管周囲肝実質の急性炎症像を呈する．慢性化すると胆管壁肥厚，胆管周囲の線維化，粘膜上皮の過形成などを引き起こし，さらに線維化が進展すると寄生虫性肝線維症〜肝硬変となる．合併症として胆石や肝内胆管癌があげられている．香港，韓国南部などでは肝吸虫と肝内胆管癌の密接な関連が報告されている[9]が，わが国では明らかな関連はないようである．

2）包虫症（エキノコッカス症）のうち多包条虫症はキツネ，イヌが終宿主で排泄された虫卵が飲料水，野菜，土壌などを介して人に経口的に取り込まれ，小腸内で孵化し，幼虫は腸壁を穿通して血流やリンパ流にのって全身を回り，肝臓，肺，脳，腎臓などに病巣を形成する．組織学的にPAS陽性の大小不同の囊胞壁を形成し，周囲組織に好酸球浸潤，巨細胞，肉芽組織，石灰化などがみられる．青森県や宮城県からの報告もあるが，ほとんどの報告が北海道である[1]．

3）赤痢アメーバは経口的に侵入し，大腸で成熟した栄養型アメーバ原虫となり，経門脈的に肝臓に到達し，肝膿瘍を形成する．輸入感染症とされていたが，海外渡航歴のない人に発症するケースが増え，近年ではAIDS患者の日和見感染症の一つとしても注目されている．USやCT所見は細菌性肝膿瘍と同様であるが，赤痢アメーバ性の確診は採取された膿汁あるいは膿瘍壁からアメーバを組織学的に証明するか，血清中の抗アメーバ抗体価の上昇による[9]．

おわりに

生活水準の向上や衛生環境の改善により肝の寄生虫症はほとんどみられなくなったが，あるものはまれながら遭遇することがある．したがって他疾患と鑑別するうえでも，寄生虫学的，臨床病理学的な理解が必要とされる．

文　献

1) 吉村裕之：幼虫移行症．病理と臨床　10；1389-1406，1983
2) 真島康雄，久保保彦，谷川久一：肝腫瘍の超音波像による分類と診断―高解像度リニア電子スキャンによる．肝胆膵　2；527-534，1981
3) 中山信一，赤川晴美，村上秀典，他：日本住血吸虫症の肝エコーグラム像（第1報）．日超医論文集　38；209-210，1981
4) 神代正道，中島敏郎：肝寄生虫と肝癌―特に日本住血吸虫と肝細胞癌．臨牀と研究　62；71-74，1985
5) Uchimura, Y., Sata, M., Suzuki, H., et al.: High prevalence of hepatitis C virus infection in schistosomiasis japonica patients associated with hepatocellular carcinoma. Int. J. Oncol.　11；1103-1107, 1997
6) Tsui, W. M. S., Yuen, R. W. S., Chow, L. T. C., et al.: Solitary necrotic nodule of the liver: parasitic origin? J. Clin. Pathol.　45：

975-978, 1992
7) 中島　収, 渡辺次郎, 田口　順, 他：肝の凝固壊死を呈する肉芽性結節に関する臨床病理学的研究. 肝臓　35；47-55, 1994
8) Hou, P. C.：The relationship between primary carcinoma of the liver and infestation with Clonorchiasis sinensis. J. Pathol. Bacteriol.　72；239-246, 1956
9) 工藤正俊, 梶原建熙, 白根博文, 他：肝の炎症性疾患. 腹部画像診断　15；759-770, 1995

(中島　収)

10. 代謝性疾患

はじめに

　肝病変を生じる代表的な代謝性疾患について，それぞれの疾患概念と病理組織像の特徴を説明し，さらに，"ポイント"には，病理診断上の手掛かりや留意点などについて記した．

I. 糖原病(glycogen strage disease)

1. 概　念

　グリコーゲン代謝に関与する酵素の先天的欠損のため，グリコーゲンが肝細胞をはじめ，筋や腎等に沈着する遺伝性疾患である．肝腫大，低血糖や発育障害をきたす．IV型は乳児期に肝硬変に進展する．診断には生化学的に酵素の欠損の証明が必要である．

2. 病理組織像

　光顕レベルでは，特異的な封入体がみられるIV型を除いて，糖原病の病型により，肝細胞の変化に顕著な差はみられない．I型(von Gierke's病)をはじめとして，肝細胞は腫大し，胞体はグリコーゲンの異常蓄積により淡明である．肝細胞膜は明瞭となり，弱拡大で見ると，植物細胞のような印象を与える(図1)．肝細胞に大脂肪滴が沈着することがある．

　IV型では，好塩基性を呈する円形の特徴的な封入体が肝細胞の胞体に観察される(図2)．B型肝炎ウイルスによる慢性肝炎，嫌酒薬，ミオクローヌスてんかん(Lafora病)などにみられるスリガラス細胞に類似する．

3. ポイント

　①IV型は，病理組織学的に推定可能な糖原病である．特徴的な封入体を見逃してはいけない．②肝細胞の胞体のグリコーゲンの蓄積の評価にはPAS染色が行われる．しかし，正常の肝細胞にもグリコーゲンは豊富に存在し，実際には，その蓄積の程度を評価することは難しいので，必ず正常に近い肝組織を対照に選び，PAS染色を行う．

II. α_1-antitrypsin 欠損症

1. 概　念

　プロテアーゼ阻害物質であるα_1-antitrypsinの肝細胞での産生が障害され，血清のα_1-antitrypsinが低下し，肺気腫と肝障害が出現する疾患で，常染色体劣性遺伝を示す．肺気腫を伴う

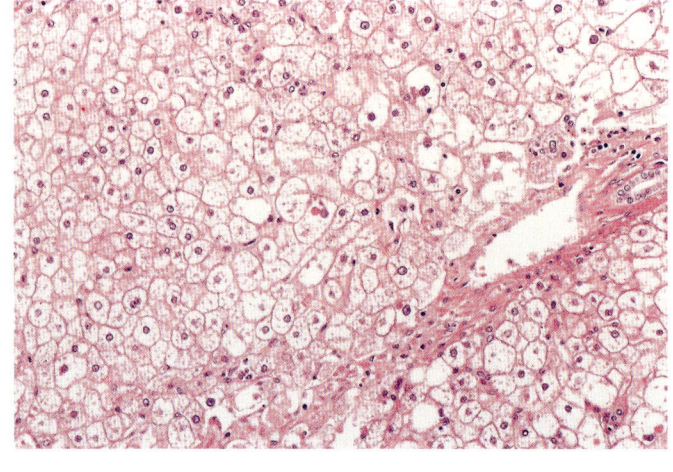

図1 糖原病Ⅰ型
　腫大した肝細胞．淡明な胞体と植物細胞様の明瞭な細胞膜．(HE ×100)

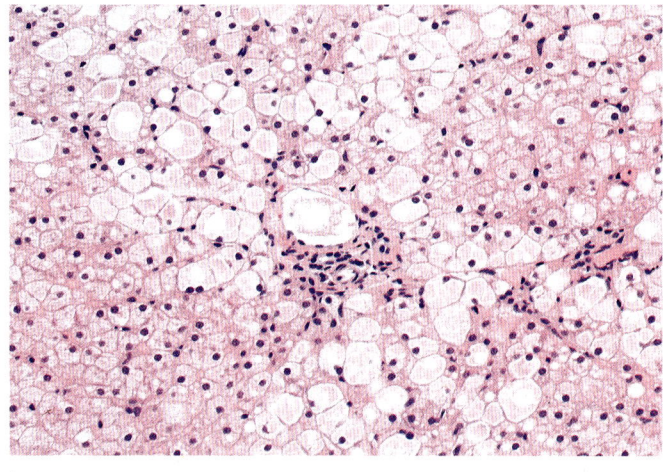

図2 糖原病Ⅳ型
　肝細胞の胞体のスリガラス様の封入体．(HE ×100)

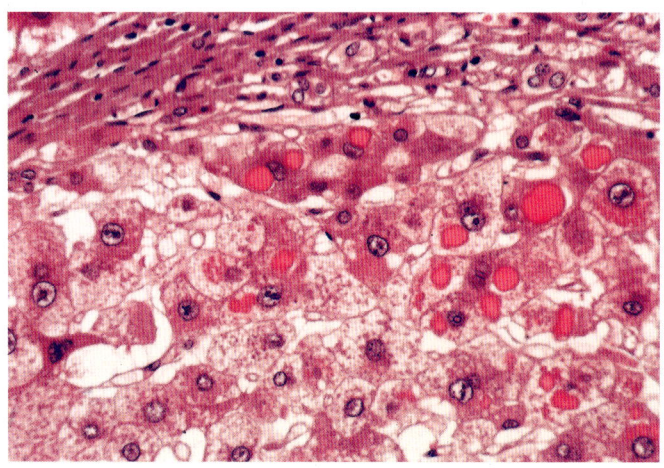

図3 α_1-antitrypsin 欠損症
　肝細胞の胞体に存在する，種々の大きさの好酸性の球状の封入体．(HE ×400)

原因不明の肝障害に出くわした場合は本症を疑う．

2. 病理組織像

　もっとも特徴的な所見は，門脈域周囲に肝細胞の胞体にみられる封入体である(図3)．大小の

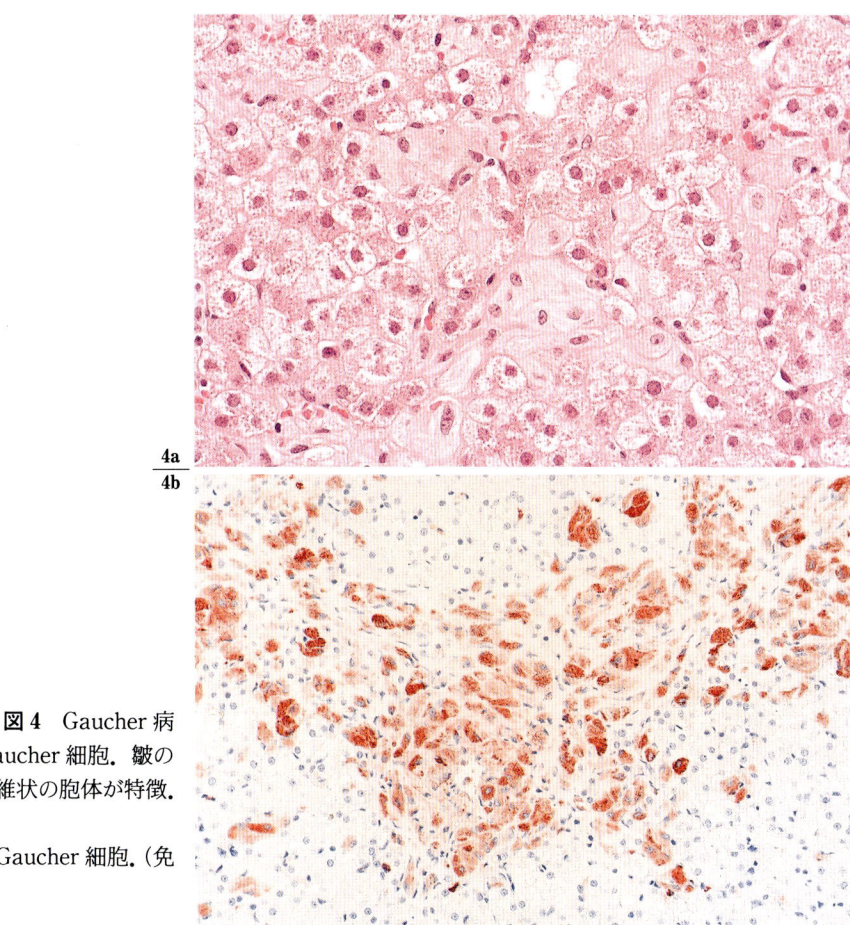

図4 Gaucher病
a：類洞に存在するGaucher細胞．皺のようにみえる細線維状の胞体が特徴．（HE ×200）
b：リゾチーム陽性のGaucher細胞．（免疫染色 ×100）

球状の封入体は，α_1-antitrypsinである．大きさは1～30μmで，強い好酸性を呈し，ジアスターゼ消化抵抗性のPAS染色陽性である．肝硬変になると，封入体を有する肝細胞は線維性隔壁に添って局在する傾向がある．慢性ウイルス性肝炎に類似する組織像を呈することがある．新生児では巨細胞性肝炎を呈し，胆汁うっ滞を生じることがある．

3. ポイント

本症は，本邦ではきわめてまれな疾患とはいえ，肝細胞の胞体に球状の封入体を見た場合は，鑑別すべき疾患の一つである．封入体の多寡は，症例により異なり，小葉内にまれにしか観察されない場合もあるが，局在傾向があるので，門脈域周囲や肝硬変では線維性隔壁に近接する肝細胞に注意を払い鏡検する．

III. Gaucher病

1. 概　　念

Gaucher病はライソゾーム酵素の一つであるglucocerebrosidaseの活性が低下し，このためglucocerebrosideが網内系組織に蓄積する代謝異常症である．常染色体劣性遺伝を示す．臨床的には，肝脾腫や神経症状が出現する．

2. 病理組織像

特徴的な形態を呈するGaucher細胞が，門脈

図5 Wilson 病
a：肝病理組織．肝細胞の核に空胞化がみられる．(HE ×100)
b：黒い顆粒状物質としてみられる銅結合蛋白(矢印)．(オルセイン染色 ×200)

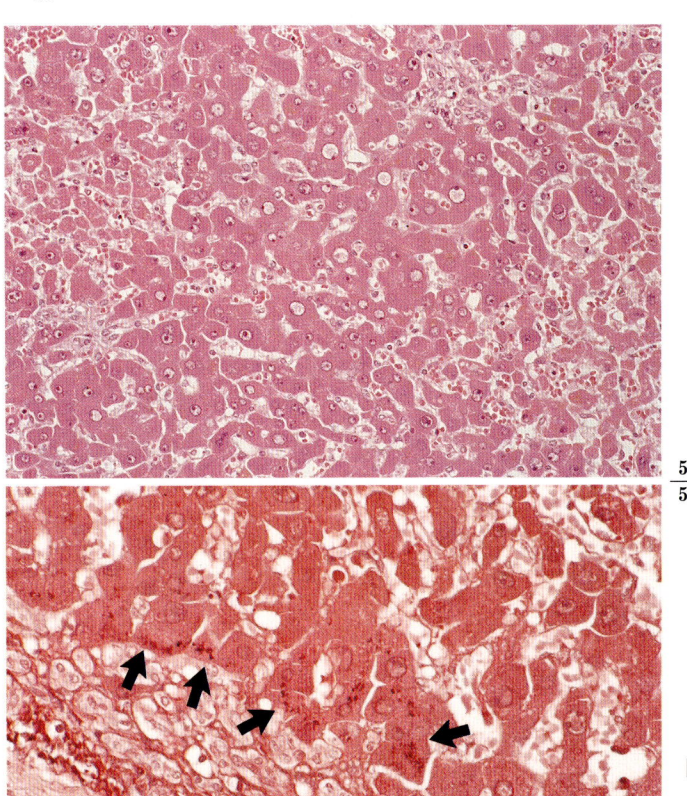

域や類洞に増生する(図4a)．Gaucher 細胞は，glucocerebroside の蓄積により腫大した網内系細胞すなわち Kupffer 細胞である．直径 30～100μm で，類円形ないし多角形の大型細胞で，小さな類円形の核を有する．HE 染色で細胞質は淡青色に染まり，特徴的な繊細な細線維状の模様がみられる．Gaucher 細胞の増生が高度になると肝細胞は圧迫され萎縮する．Gaucher 細胞の増生部に一致して細胞周囲性に膠原線維の沈着がみられることがある．Gaucher 細胞は PAS 染色陽性，免疫染色によりリゾチーム陽性である(図4b)．

3. ポイント

Gaucher 細胞は，その特徴的な細胞形態を呈することから，診断は容易である．しかし，Gaucher 細胞の肝小葉内で正確にその局在を把握することは，PAS 染色標本でも必ずしも容易でなく，リゾチームの免疫染色は欠かせない．Azan 染色はやってみる価値がある．膠原線維の沈着の状態が明瞭になることにより，Gaucher 細胞の局在がわかりやすくなる．

IV. Wilson 病

1. 概　　念

銅代謝異常により，体内に著しい銅沈着を起こし，肝硬変，脳基底核変性等がみられ，精神症状，錐体外路症状および肝障害の症状を主徴とする遺伝性疾患である．

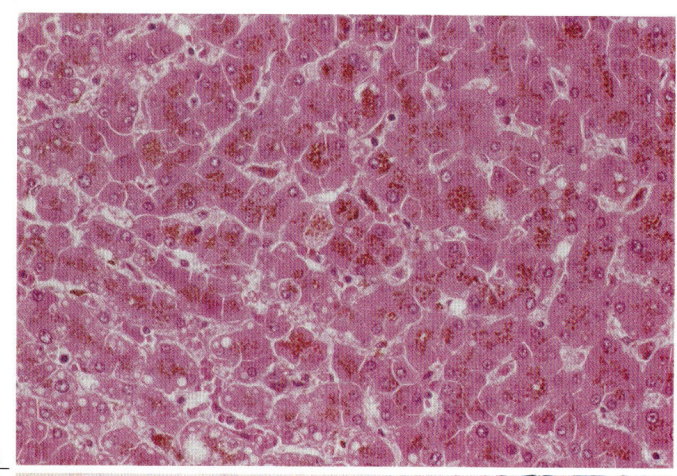

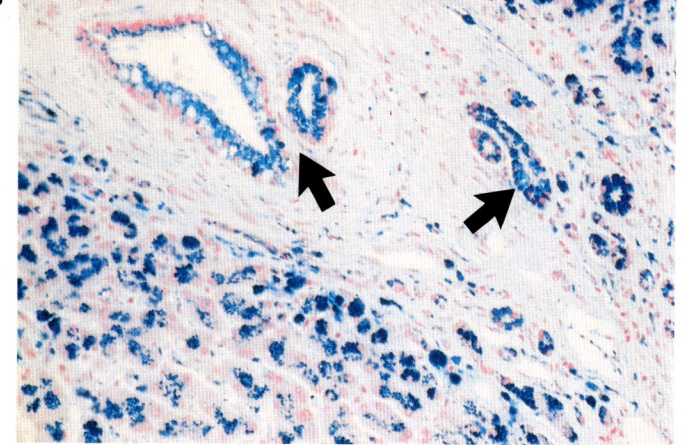

図6 ヘモクロマトーシス
a：肝細胞に沈着した粗顆粒状の鉄．(HE ×200)
b：鉄染色．肝細胞と胆管上皮細胞(矢印)に鉄の沈着が著明．(ベルリン青染色 ×100)

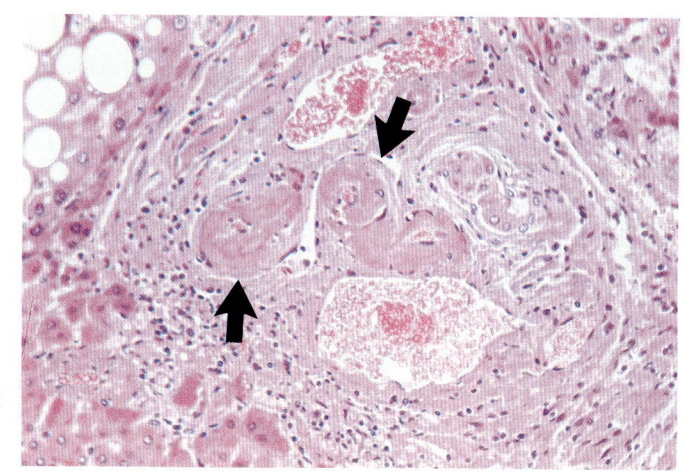

図7 アミロイドーシス
アミロイドの沈着した門脈域の動脈枝(矢印)．(HE ×200)

2. 病理組織像

HE染色体では，特異変化を見出せない．門脈域周囲の肝細胞の核に，しばしば変化がみられる．空胞化した核(糖原核：糖原の充満した核)(図5a)や，歪な核が観察される．壊死炎症反応と肝細胞の脂肪沈着もWilson病に通常みられる所見である．これらの所見が目立つ症例もあるが，目立たない症例もある．銅結合蛋白の検索

は，銅染色（ロダニン染色やオルセイン染色）を行う．黒い微小な顆粒状物質として，おもに門脈域周囲の肝細胞に認識される（図5b）．

3．ポイント

①原因不明の慢性肝炎や肝硬変の場合，まず，Wilson病を鑑別疾患に挙げる．壊死炎症反応に目を奪われてnonB nonCのウイルス肝炎と即断してはならない．②とくに門脈域周囲の肝細胞の核の変化を看過しないように注意する．③銅の沈着は，教科書のイラストに載っているような目立つ症例ばかりではない．銅は，図5bで示すように，ごく少量しか沈着しない場合もあるので，銅染色標本の鏡検にあたっては細心の注意を払う．

V．ヘモクロマトーシス（hemochromatosis）

1．概　念

鉄代謝異常により，体内に鉄沈着を生じ，肝障害，糖尿病，心不全，性腺機能低下などの症状が発現する．中年男性に多い．先天的な小腸粘膜上皮細胞での鉄吸収調節障害による鉄吸収増加が主要な病因である原発性ヘモクロマトーシスと，多量の輸血，溶血性貧血，鉄多量含有食事の摂取などで生じる続発性ヘモクロマトーシスがある．

2．病理組織像

おもに，肝細胞やKupffer細胞に沈着する（図6a）．HE染色では，これらの細胞の胞体に，粗い褐色色素顆粒として認められる．鉄の沈着は，軽度の症例では，門脈域周囲の肝細胞におもに観察されるが，高度になると肝小葉全体の肝細胞やKupffer細胞に沈着し，門脈域の結合織や胆管上皮への沈着もみられる．鉄が沈着した細胞が巣状に集まって壊死巣をつくることがある．

3．ポイント

鉄の沈着の有無の確認とその程度の評価には，鉄染色を必ず行う（図6b）．HE染色だけでは，リポフスシン顆粒などの他の生体色素顆粒との鑑別は困難であり，これらの色素が鉄とともに沈着していることもあるからである．

VI．アミロイドーシス（amyloidosis）

1．概　念

過剰に産生されたアミロイド線維蛋白を主成分とするアミロイドが沈着する疾患である．肝は，脾，腎，心とともに沈着する頻度が高い．肝腫大，門脈圧亢進症，腹水，黄疸などがおもな症状である．

2．病理組織像

好酸性に均一に染まる無構造物質が，門脈域の血管壁や類洞に沈着する（図7）．肝臓に沈着するのは，続発性アミロイド（AL）が多く，主としてDisse腔に沈着，原発性アミロイド（AA）は血管に沈着する．

3．ポイント

①肝腫大を伴う原因不明の肝機能障害の症例は，アミロイドーシスを鑑別に挙げる．肝生検時に，アミロイドーシスの臨床診断が意外と付いていないことがある．②好酸性無構造物質を見たら，まず，アミロイドの可能性を疑い，Congo red染色を行う．陽性であれば，アミロイドーシスと診断可能である．ただし，偏光顕微鏡で複屈折を示すことを確認する．

（鹿毛政義）

11. 肝細胞癌

―早期の高分化癌，ならびに特殊な肝癌を中心に―

はじめに

原発性肝癌は肝臓の悪性腫瘍のうち大部分を占め，その古典的な病理形態はよく理解されている．しかし，画像診断をはじめ臨床診断の進歩により，従来あまり問題とならなかった早期の高分化型肝細胞癌，ならびにその類似病変の正確な病理診断が要求されるようになったことは周知のとおりである．本項では，肝癌のうち早期の高分化癌の病理形態の読み方，ならびに臨床病理学的に特殊な像を示す肝癌の特殊型について述べる．

I．肝癌の基本的形態（図1）

肝癌の基本構造は，索状に配列する癌細胞からなる実質と，その間の1層の内皮細胞で囲まれた類洞様血液腔（血洞）を間質とする．分化度が高いほど実質である癌細胞索の幅は狭くなり，正常肝組織に似てくる．逆に分化度が低くなるほど癌細胞索は厚くなり，間質である血洞は狭くなる．このうちもっとも普通にみられる中分化型肝癌は古典的な索状配列を示し，癌細胞索は血洞を隔てて大小の島状配列を呈する．

低分化型肝癌では癌細胞は充実性に増殖し，血管はスリット状に介在する．未分化癌になると腫瘍実質と間質の識別はきわめて困難となり，類円形から紡錘形の癌細胞が充実性に増殖し，組織像だけでは肝癌の診断が困難となる．一般に，中分化から低分化な肝癌の診断に苦慮することはほとんどなく，病理診断で問題となるのは高分化癌と未分化癌である．

II．高分化型肝癌の読み方

2 cm 未満の早期の肝癌の生検標本，ならびに切除標本を見るようになった当初，高分化型肝癌の病理診断には剖検例に基づいた従来の古典的な肝癌の病理学的知識では対応することができないため，多くの混乱を招いた．しかし，今日では臨床との密接な連携による形態学的検討により，早期の高分化型肝癌の実態が理解され混乱はおさまったといえる[1),2)]．

1．早期の高分化型肝癌は肉眼的に境界不明瞭な結節性病変のことが多い

腫瘍径 1.5 cm 前後までの早期の微小な肝癌の多くは高分化癌で，超音波像では明瞭な結節性病変として捉えられるが，肉眼的には黄色調

正常肝

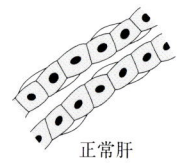

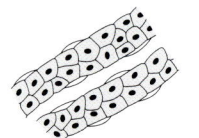

再生機転の活発な
肝硬変, 腺腫様過形成

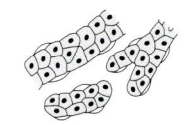

高分化型肝細胞癌
(不規則な細索状配列)

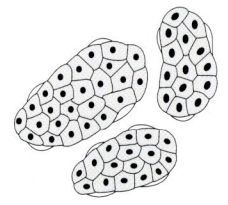

中分化型肝細胞癌
(古典的な索状型肝細胞癌)

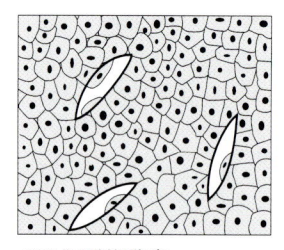

低分化型肝細胞癌
(充実性に増殖しスリット状に
血管が介在)

図1 肝細胞過形成, 肝細胞癌分化度のシェーマ

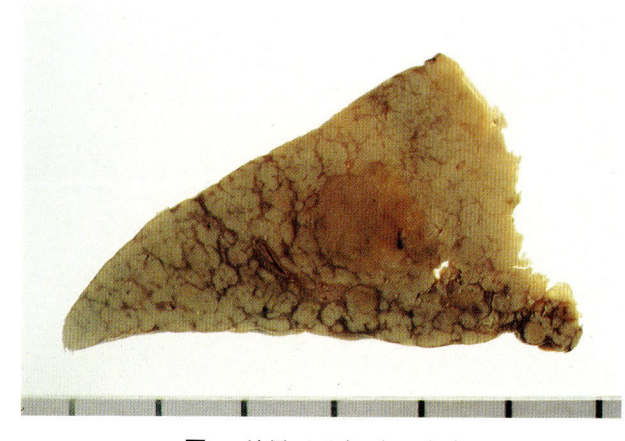

図2 境界不明瞭型細小肝癌
C型肝硬変に特徴的な3mm前後の不整形の再生結節からなる肝硬変を背景に, 径1.2cmの境界不明瞭な結節としてみられる.

の境界不明瞭な結節性病変としてみられることが多い(図2). これは高分化癌が膨張性に増殖することなく, 周囲肝組織を置換するように増殖し, 周囲肝組織の基本構築を大きく破壊しないことによる. 腫瘍内には多数の門脈域が含まれ, 肉眼的に小肝癌境界不明瞭型と呼ばれ, 早期肝細胞癌の特徴的形態といえる[3),4)]. このことは, 早期の境界不明瞭な高分化癌の段階(早期肝細胞癌)では, 動脈血に加え門脈血の供給も受けていることを示唆している. 径1.5cm前後を超えるようになると, 膨張性に増殖し明瞭な結節を形成し, 径2cmを超すと, 進行した肝癌と同じく約60%には線維性被膜や隔壁を認めるようになる. また, 門脈域はみられなくなり, 癌結節は完全な動脈支配となる. なお, 境界不明瞭型の高分化型肝癌は, 肝臓の基本構造をほぼ保っており, さらに脈管侵襲や転移などを欠くことから, 肝臓の上皮内癌 "carcinoma in situ" ともみなされる. このため, 胃や大腸の上皮内癌に相当する粘膜内癌が欧米では異型病変(dysplasia)と診断されるのと同じく, 境界不明瞭型の高分化型肝癌は欧米ではhigh grade の dysplastic nodule と診断されることがある.

2. 高分化型肝癌の組織学的特徴

高分化型肝癌のもっとも大きな特徴は, 細胞密度の増大, 好酸性あるいは好塩基性の染色性増強, 不規則な細索状配列, 60%前後の頻度にみられる偽腺管構造などが挙げられ, 全体的に

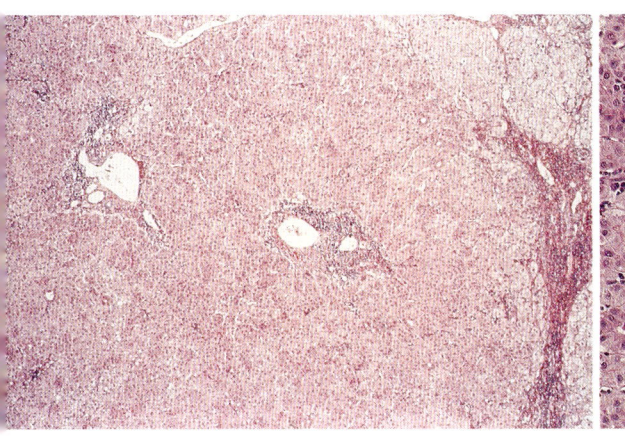

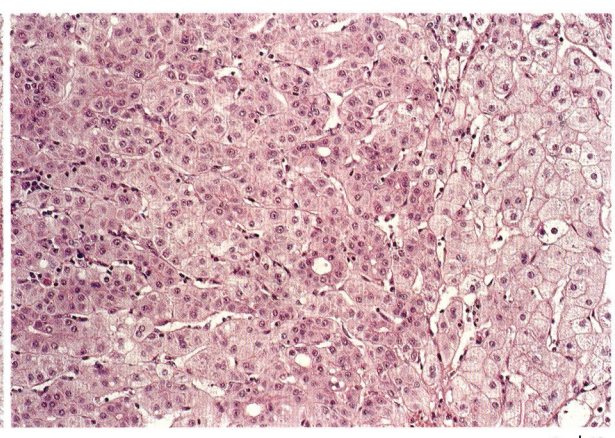

図 3　早期の高分化型肝癌組織像
a：異型に乏しい高分化癌組織よりなり，膨張性に増殖するに至っていないため被膜の形成はなく，内部に門脈域が介在する．
b：拡大像．異型に乏しい癌組織は，細胞密度の増大，偽腺管構造を伴う不規則な細索状配列，好酸性の染色性増強を呈し，非癌部との境界では，癌細胞は非癌肝細胞を置換するように増殖している．

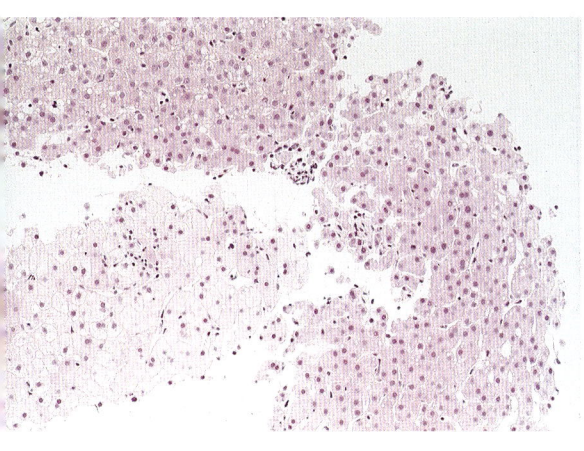

図 4　高分化型肝癌生検像
結節部と非結節部の組織が同一切片上にみられる理想的な生検標本である．異型に乏しい高分化癌組織は，非癌肝組織の数倍の細胞密度であり，染色性増強，不規則な細索状配列などが容易に読み取れる．

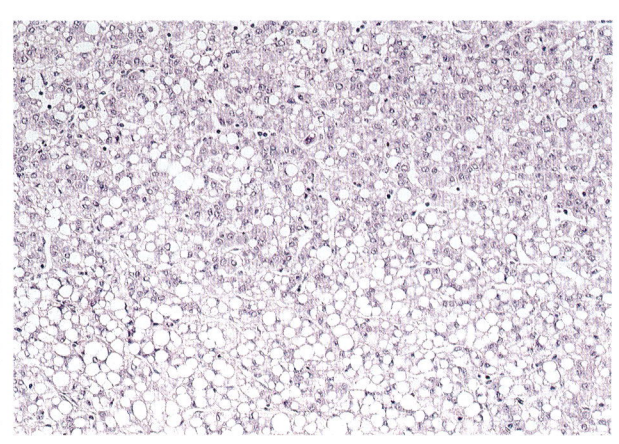

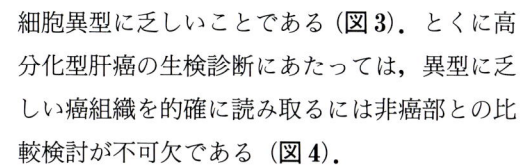

図 5　脂肪化を伴う高分化型肝癌
癌組織にびまん性に脂肪化がみられ，脂肪化の高度な部位（下半分）のみでは癌の診断は容易ではない．

細胞異型に乏しいことである（図 3）．とくに高分化型肝癌の生検診断にあたっては，異型に乏しい癌組織を的確に読み取るには非癌部との比較検討が不可欠である（図 4）．
さらに早期の高分化型肝癌に特有の所見として，高頻度の脂肪化が挙げられる（図 5）．脂肪化は腫瘍径 1.0〜1.5 cm にかけてもっとも頻度が高く約 40％ にみられ，腫瘍径の増大とともにその頻度は低くなり，3 cm を超えると 6.8％ にみられるのみである．脂肪化の出現機序は未だ明らかではないが，著者らは発癌初期における癌結節の血液供給不全を反映したものではな

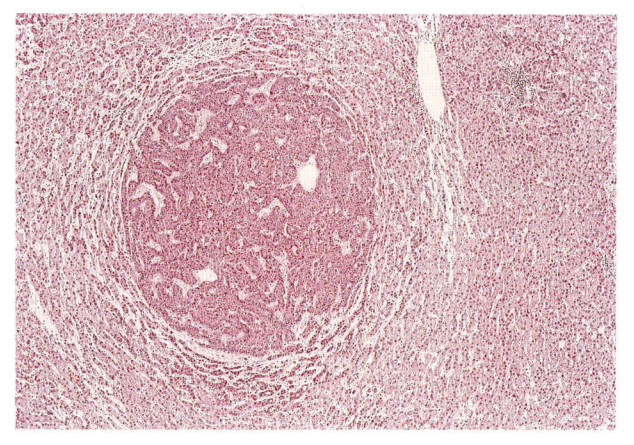

図6 "結節内結節"像を示す肝癌組織像
異型に乏しい高分化癌組織内に古典的な索状配列を示す中分化癌が膨張性に増殖している.

いかと推察している.すなわち,境界不明瞭な早期の高分化型肝癌は多数の門脈域を含んでいるが,腫瘍径の増大とともにその数は減少し,膨張性増殖により明瞭な結節を形成するようになると門脈域は消失する.一方,腫瘍単位面積当りの動脈性腫瘍血管の数は,腫瘍径1cm以下では進行した肝癌の1/3以下,1.5cmでは約2/3程度と未発達である.このように腫瘍径1.0～1.5cmになり腫瘍増殖が活発になる時点で,腫瘍内の動脈性腫瘍血管の未発達,ならびに内包される門脈域の減少により,動脈血,門脈血ともに供給不十分となり腫瘍細胞が脂肪化をきたすと推察される[5].しかし,腫瘍径が増すとともに動脈性腫瘍血管は十分に発達し,十分な動脈血供給により脂肪化も消退していくと考えられる.

III. 高分化癌の分化度の低下と腫瘍増殖

肝癌は高分化癌の状態でとどまっているかぎりきわめて緩徐に増殖するが,分化度の低下とともに急速に増殖することが明らかになった.すなわち,高分化癌の内部により分化度の低い癌組織が生じ,それが周囲の高分化癌組織を置換することによって増殖が強まり,径2～3cmに至ると高分化癌組織は完全に置換されて古典的な肝癌の像を呈するようになる.高分化癌結節内により分化の劣る癌組織が膨張性,境界明瞭に生じるとき,"結節内結節"像を呈することが多い(図6).臨床的にも"結節内結節"像は大きな情報を与える.すなわち,肝硬変に生じた径1～2cm前後の結節性病変が,画像的に"結節内結節"像を呈したときは,肝癌の質的診断になるばかりでなく,高分化癌に脱分化が進行していることを反映している所見といえる.また,"結節内結節"像は高分化型肝癌の脱分化過程を示唆する形態的マーカーともいえる.なお,高分化型肝癌結節における脱分化現象は,高分化癌細胞になんらかの機転が働いて単クローン性に高分化癌細胞がより分化を減じていくことが明らかにされている[6]～[9].

IV. 肝癌の特殊型

肝癌は古典的な形態像に加えて種々の形態変化を伴うことが知られている.それらのなかには,癌組織の線維化が著明な硬化型肝癌,高度のリンパ球浸潤を伴うもの,紡錘形あるいは多形性に富む肉腫様形態を示すものなどがあり,臨床病理学的にも特徴ある所見を呈することが多い.

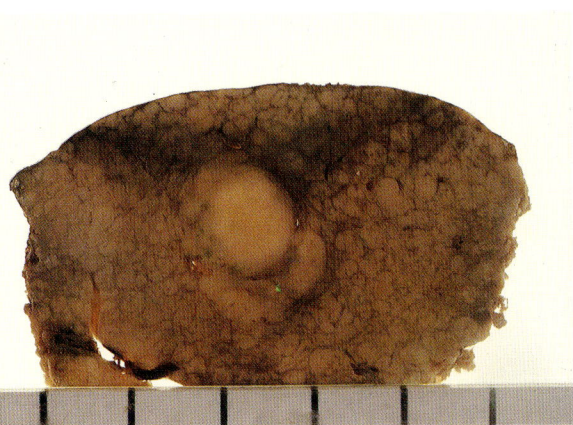

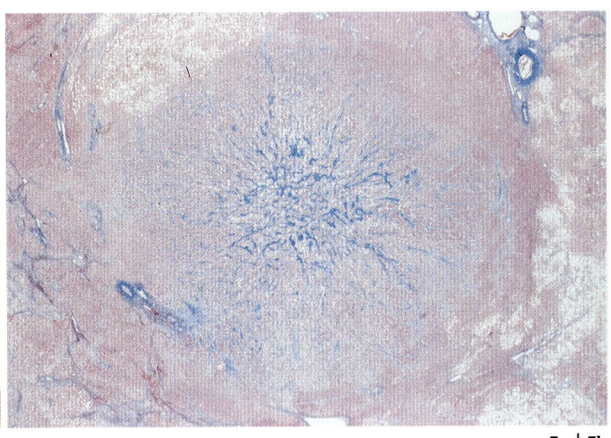

図7 硬化型肝癌
a：肉眼像．HCV抗体陽性肝硬変にみられた径1.2 cmの細小肝癌であるが，びまん性の線維化のため白色調で胆管細胞癌類似の肉眼所見を呈している．
b：組織像．放射状に細い線維帯が血洞に沿って進展している．（アザン染色，ルーペ像）

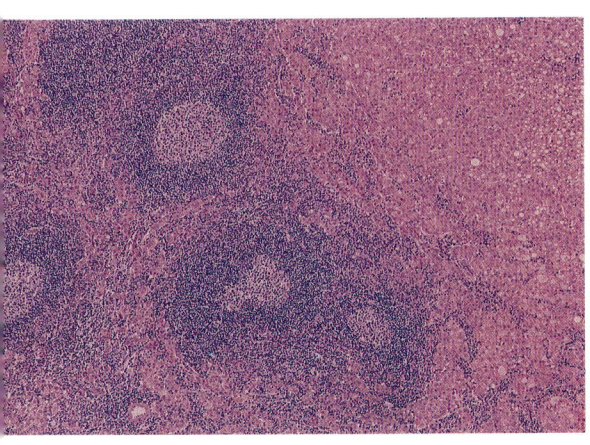

図8 高度のリンパ球浸潤を伴う肝癌
高分化型肝癌組織内にリンパ濾胞形成を伴う高度のリンパ球浸潤がみられ，癌細胞が切り崩されている．免疫組織学的に，リンパ濾胞以外の浸潤リンパ球の多くはCD 8陽性のcytotoxic T cellである．

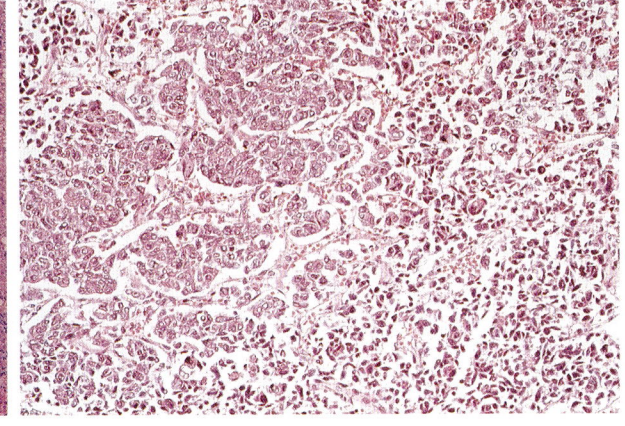

図9 肉腫様変化を伴う肝癌
索状型肝癌が肉腫様に変化しているのが移行像から読み取れる．

1．硬化型肝癌

　癌組織の高度の線維化を伴う硬化型肝癌は肝癌切除例の約4％の頻度にみられ，径2 cm以下の小肝癌の段階からでもみられる（図7）．ちなみに著者の施設での12例の硬化型肝癌切除例のうち6例（50％）は径2 cm以下である．線維化は血洞に沿って進展し，癌細胞索は萎縮する．また，硬化型の75％はリンパ球浸潤が目立ち，Mallory bodyの出現も66％と高頻度にみられる．臨床的には，硬化型は術後の再発が有意に少なく，無再発期間も有意に長く，硬化像はリンパ球浸潤とも併せ予後の良い肝癌の形態的指

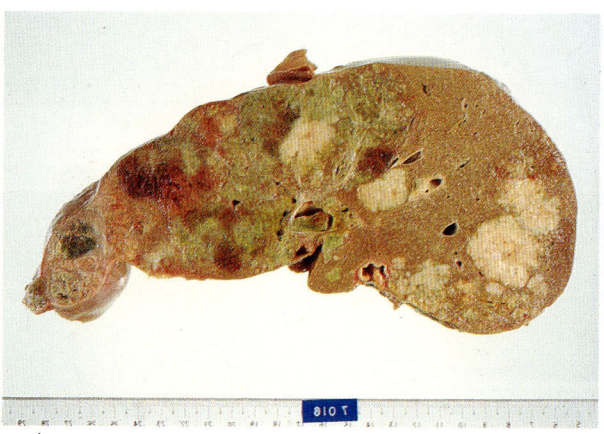

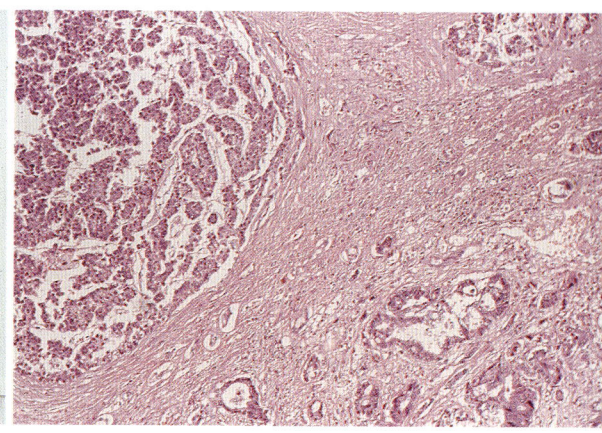

図10 混合型肝癌（肝細胞癌・胆管細胞癌）
a：肉眼像．緑色調を呈する肝細胞癌の部と白色調の胆管細胞癌の部が容易に識別できる．
b：組織像．索状型肝細胞癌と，間質結合織に富み腺管癌の像を呈する胆管細胞癌が隔って認められる．

標ともいえる[10]．

2．高度のリンパ球浸潤を伴う肝癌

肝癌のなかには腫瘍組織内に高度のリンパ球あるいは好中球浸潤を伴うものがある（図8）．このうち，リンパ球浸潤を伴うものについてみると，径3cm以下の肝癌切除例の163例のうち11例（6.7％）に認められる．それらの症例ではリンパ球による癌細胞の切り崩し現象がみられる．さらに，リンパ濾胞形成が11例中10例にみられるが，免疫組織学的には，リンパ濾胞以外の浸潤リンパ球の多くはCD8陽性のcytotoxic T cellである．臨床的にリンパ球浸潤症例と対照例を比較すると，再発率は9.1％と47.7％，5年生存率は100％と65.1％と有意にリンパ球浸潤を伴う症例が予後良好である[11]．

3．肉腫様肝癌

肉腫様変化を伴う癌は種々の臓器でみられるが，肝癌では剖検例で4〜9％，外科切除例で約2％にみられる．それらはかつては癌肉腫とみなされたこともあったが，現在ではそれらの多くは癌細胞がなんらかの機転で表現型を変じ，肉腫様を呈することが明らかにされている．事実，肉腫様肝癌の多くで，索状配列を示す部分と肉腫様組織との移行像が観察される（図9）．肉腫様肝癌の頻度が肝動脈塞栓療法（TAE）症例に多いことから，積極的な抗癌療法との関連性も示唆されているが，肉腫様肝癌切除例の多くは未治療であることから治療とは関係ないものも少なくないようである[12]〜[14]．

4．混合型肝癌

肝癌と胆管細胞癌の成分が種々の程度に併存するもので，進行肝癌では4〜6％の頻度であるが，早期の微小な段階でもみられる．両成分が境界明瞭なときは肉眼的にも両成分を識別できる．また，そのような症例では，画像的にも診断可能な場合もある．両成分は境界明瞭に境されているもの，入り交じっているもの，あるいは肝癌と胆管細胞癌の中間の細胞形態を示し，

いずれとも識別困難なものなどがある（図10）．両成分が形態学的に識別困難なときは，免疫組織学的に肝癌はcytokeratin 8あるいはHepatocyte paraffin 1，胆管細胞癌はcytokeratin 7あるいは19が陽性であるので識別の一助になる[15]．

むすび

早期の高分化型肝癌の病理診断には，古典的な病理学知識では対応困難なことが多いことを認識し，とくに生検診断にあたっては画像所見などの臨床情報も考慮した総合的判断が不可欠である．また，比較的早期からみられる特殊な形態を呈する肝癌についての正確な理解も必要である．

文　献

1) 神代正道：早期肝癌と類似病変の病理．医学書院，東京，1997
2) Kondo, H., Wada, K., Nagato, Y., et al.: Biopsy diagnosis of well-differentiated hepatocellular carcinoma based on new morphologic criteria. Hepatology 9; 751-755, 1989
3) 日本肝癌研究会 編：臨床・病理 原発性肝癌取扱い規約（第4版）．金原出版，東京，2000
4) Nakashima, O., Sugihara, S., Kage, M., et al.: Pathomorphologic characteristics of small hepatocellular carcinoma: A special reference to small hepatocellular carcinoma with indistinct margins. Hepatology 22; 101-105, 1995
5) Kutami, R., Nakashima, Y., Nakashima, O., et al.: Pathomorphologic study on the mechanism of fatty change in small hepatocellular carcinoma of humans. J. Hepatol. 33; 282-289, 2000
6) Kenmochi, K., Sugihara, S. and Kojiro, M.: Relationship of histologic grade of hepatocellular carcinoma (HCC) to tumor size, and demonstration of tumor cells of multiple different grade in single HCC. Liver 7; 18-26, 1987
7) 神代正道：肝癌の早期形態像と脱分化．臨床外科 14; 529-535, 1991
8) Sugihara, S., Nakashima, O., Kojiro, M., et al.: The morphologic transition in hepatocellular carcinoma—A comparison of the individual histological features disclosed by ultrasound-guided fine-needle biopsy with at autopsy. Cancer 70; 1488-1492, 1992
9) Yano, H., Iemura, A., Fukuda, K., et al.: Establishment of two distinct human hepatocellular carcinoma cell lines from a single nodule showing clonal dedifferentiation of cancer cells. Hepatology 18; 320-327, 1993
10) 伊波隼人：硬化型肝細胞癌の臨床病理学的研究．肝臓 35; 855-863, 1994
11) Wada, Y., Nakashima, O., Kutami, R., et al.: Clinicopathological study on hepatocellular carcinoma with lymphocytic infiltration. Hepatology 27; 407-414, 1998
12) Kakizoe, S., Kojiro, M., Ito, Y., et al.: Clinicopathologic study of hepatocellular carcinoma with sarcomatous change: clinicopathologic and immunohistochemical studies of 14 autopsy cases. Cancer 59; 310-316, 1987
13) Kojiro, M., Sugihara, S., Kakizoe, S., et al.: Hepatocellular carcinoma with sarcomatous change: a special reference to the relationship with anticancer therapy. Cancer Chemother. Pharmacol. 23; S 4-8, 1989
14) Yamaguchi, R., Nakashima, O., Yano, H., et al.: Hepatocellular carcinoma with sarcomatous change: a clinicopathological and immunohistochemical study of 6 surgical cases. Oncology Report 4; 525-529, 1997
15) Taguchi, J., Nakashima, O., Tanaka, M., et al.: Clinicopathologic study on combined hepatocellular and cholangiocarcinoma. J. Gastroenterol. Hepatol. 11; 758-764, 1996

（神代正道）

12. 肝癌以外の結節性病変

　各種画像診断の進歩と肝生検の導入に伴い，肝内結節性病変が数多く発見され，小さな肝細胞癌（肝癌）の診断が可能となった．それとともに，かつてはまれであった肝癌以外の種々の結節性病変も数多く検出されるようになり，臨床的，病理学的に肝癌との鑑別が問題となることが少なくない．さらに，腎細胞癌や hepatoid adenocarcinoma など肝癌に類似した組織像をもつ腫瘍の肝転移が，生検診断上問題になることもある．

① 上皮性病変

I．腫瘍性病変

1．肝細胞腺腫（liver cell adenoma）

　肝細胞腺腫はわが国ではまれな腫瘍であり，散発的な報告をみるに過ぎない．ちなみに過去25年間における著者の施設における肝腫瘍剖検例900例余り，同外科切除例600例余りのうち，2例の外科切除例を経験したのみである．欧米ではしばしば経験されるが，その多くは経口避妊薬服用中，あるいは服用経験のある女性例であり，疫学的にも経口避妊薬との密接な関係が証明されている．事実，米国において経口避妊薬が導入された1960年以前は，現在のわが国と同じくまれであったが，1960年代後半から1970年代にかけ経口避妊薬が普及するに伴い，多くの肝細胞腺腫の発生がみられるようになっている[1)~3)]．肉眼的に正常肝を背景に境界明瞭な黄色調の単発の結節としてみられることが多いが，glucogen strorage disease (type Ia) に発生するものは多発性のことが多い．被膜はないことが多いが，部分的に認めたり，あるいは完全に被包化されていることもある．径3cm前後までの比較的小さい段階では，黄色調の充実性腫瘍としてみられ，被膜や隔壁がなく均質な結節を形成し，肝癌の肉眼像とは異なること

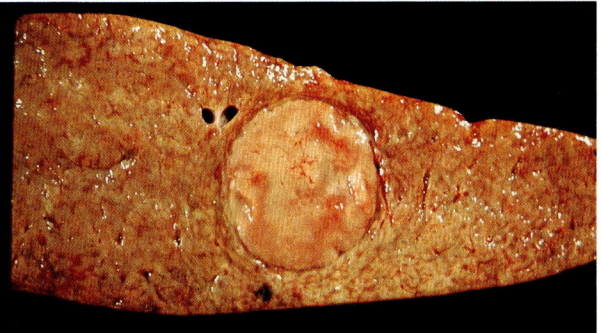

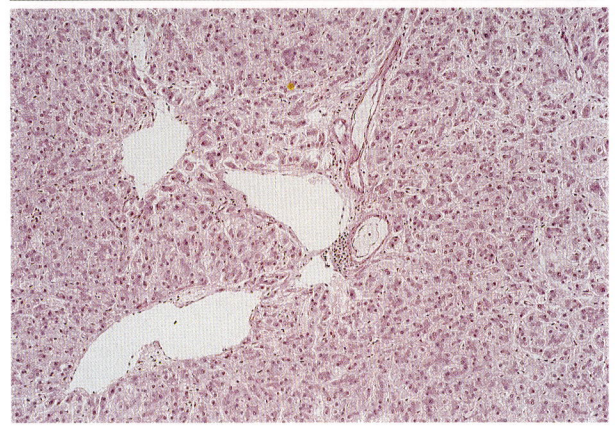

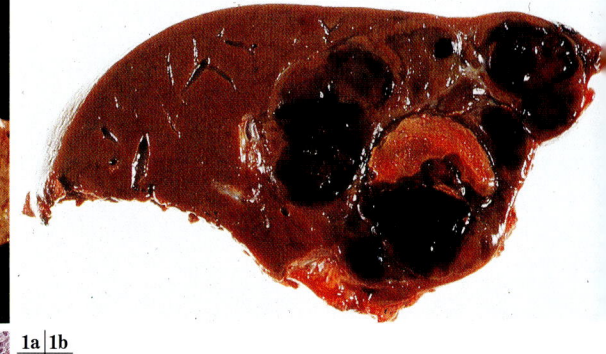

図1 肝細胞腺腫（外科切除例）
a, b：肉眼像．径3 cm くらいまでの小さな肝細胞腺腫は，単調な肉眼像を示すが，数 cm を超えるようになると，隔壁により分画され，壊死，出血などによる多彩な像を呈し，肝癌との肉眼的鑑別は不可能となる．
c：組織像．異型に乏しい腫瘍細胞は，豊富な明るい胞体を有し，索状，あるいは充実性に増殖する．腫瘍実質内の腫瘍血管は肝癌より顕著にみられることが多い．（HE ×25）

が多い（図1a）．しかし，大きくなると結節はさらに周囲に膨張性に増殖し，線維性隔壁によって分画され，各分画ごとに種々の程度の壊死，出血をきたし，肝癌に類似した肉眼像を呈するようになり，肉眼的に正常肝に発生した肝癌との鑑別は不可能と言っても過言ではない（図1b）．

組織学的には，腫瘍組織内には門脈域は認めず，異型に乏しい腫瘍細胞は豊富な胞体を有し，1～2層にならぶ索状配列を示す．また，腫大した胞体のため類洞様血液腔が圧排され索状配列が不明瞭となり，腫瘍細胞は充実性，あるいはシート状に増殖しているように見えることが多い．多数の腫瘍血管が介在するが，肝癌に比べ拡張した静脈性腫瘍血管が目立つことが多い（図1c）．さらに，しばしば peliosis hepatis 様の類洞様血液腔の高度の拡張，出血を伴うことがある．径2 cm 前後の肝細胞腺腫は，生検標本はもちろん，切除標本でも高分化型肝癌との鑑別はきわめて困難である．

2．胆管細胞腺腫（bile duct adenoma）

開腹手術に際し偶然発見され，悪性腫瘍の肝転移の疑いで切除されることが多い．肝被膜直下にみられる径5 mm 前後の白色調結節で，大きくても10 mm 程度までである（図2a）．組織学的には小胆管の増生と線維性間質からなり，境界は比較的明瞭であるが被膜の形成はみられない．微小な胆管癌や腺癌の転移巣との鑑別が問題になるが，増生する小胆管が比較的均一で異型がないことから鑑別される（図2b）．

3．肝内胆管癌（cholangiocarcinoma）

ほとんどが腺癌で，種々の程度に線維性間質を伴う．著明な線維性間質の増生を伴い管腔構造が不明瞭で充実性～索状配列をとる場合には

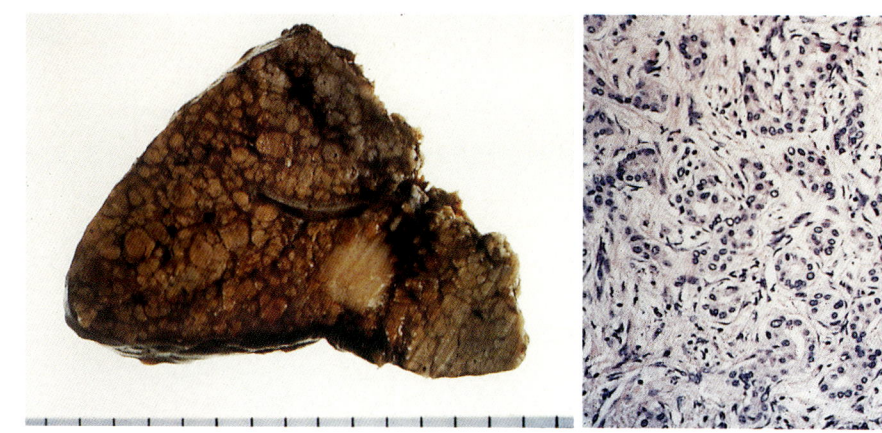

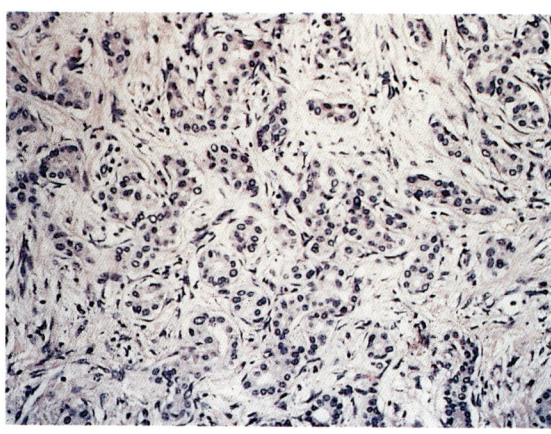

図2 胆管細胞腺腫（外科切除例）
a：肝硬変の経過観察中に検出され，胆管癌の疑いで切除された．肝被膜下に径1cmの境界明瞭な白色調の結節としてみられ被膜形成はない．（HE ×25）
b：異型のない小胆管の増生と線維性間質からなる．（HE ×200）

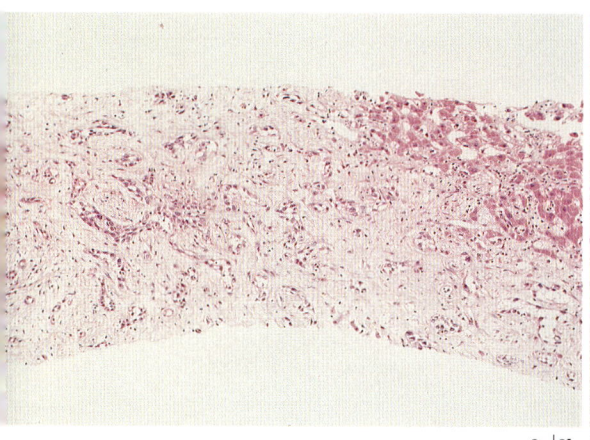

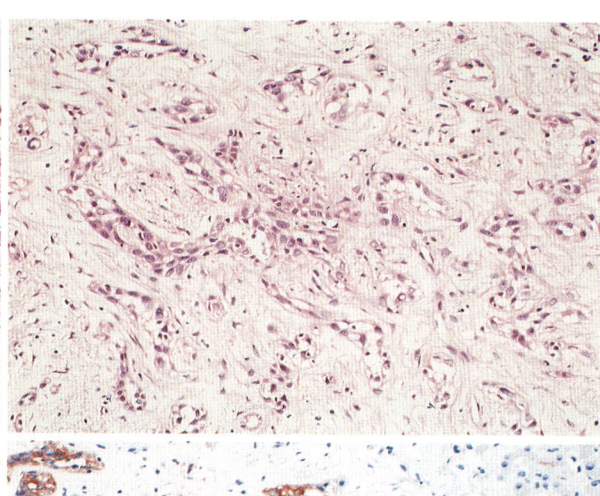

図3 肝内胆管癌（生検例）
：腫瘍細胞は不規則な腺管構造を示し，やや myxomaous で豊富な線維性間質を伴っている．（HE ×50）
：異型に富む不規則な腺管構造．（HE ×100）
：癌細胞の EMA 陽性像．腫瘍細胞は粘液産生のほか，免疫組織学的に EMA，cytokeratin 7 および 19 陽性である．（ABC 法 ×100）

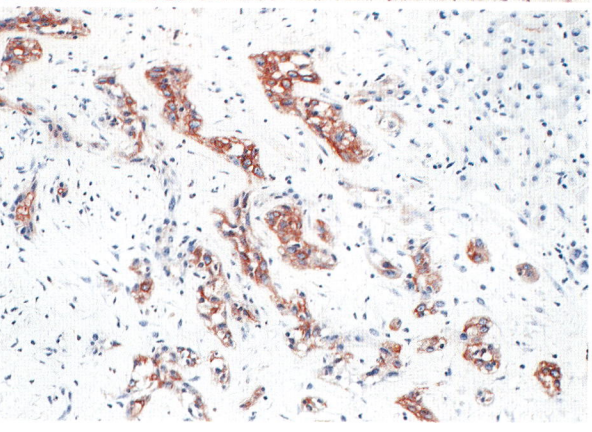

硬化型肝細胞癌や混合型肝癌との鑑別が問題となる(図3a, b). 低分化型や印環細胞癌の生検標本では, 類上皮型血管内皮腫との鑑別が問題となることもある. PAS染色やalcian blue染色陽性の粘液産生を示し, cytokeratin 7, 19, やepithelial membrane antigen (EMA) が陽性を示す(図3c). CEAやCA 19-9も陽性のことが多い.

4. 胆管過誤腫 (biliary hamartoma, von Meyenburg complex)

1918年にMeyenburgにより胆管の過誤腫的な病変として定義された. 顕微鏡学的に認められる3〜5mmの小さな病変で, 複数の拡張した異型のない胆管の集簇からなる(図4). 肝内に多発することもある. 胆管細胞癌や胆管細胞腺腫との鑑別が問題になるときがあるが, 異型のない小囊胞状の胆管の拡張は癌や腺腫ではみられないことから, 鑑別は比較的容易である. 画像的に超音波診断法では低エコーあるいは高エコーの境界不明瞭な小結節性病変として描出されることがあり, とくに多発性の場合には転移性肝癌と間違われることもある[4].

5. 肝癌類似の転移性腫瘍 (metastatic carcinoma mimicking hepatocellular carcinoma)

肝細胞癌と転移性肝癌の増殖形式の違いは,

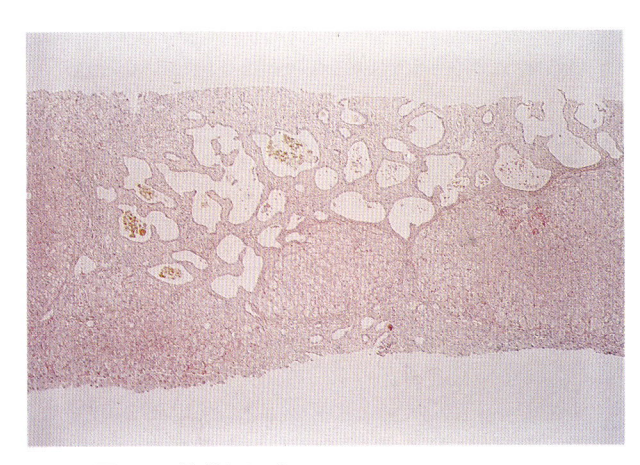

図4 胆管過誤腫 (von Meyenburg complex, 生検例)
不規則に拡張し内腔に胆汁を容れた胆管の境界明瞭な集簇からなる. (HE ×50)

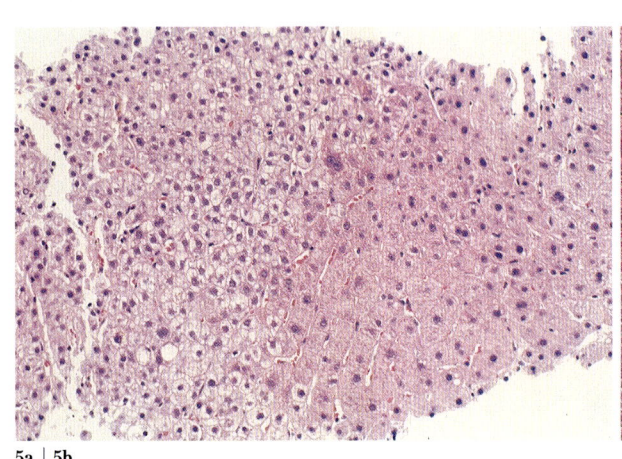

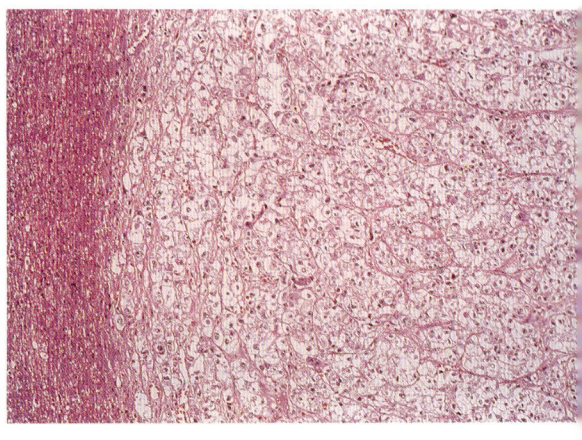

図5 肝細胞癌と転移性肝癌の増殖先端
a: 高分化型肝細胞癌 (生検例). 癌細胞 (左半分) は周囲の肝細胞を置換するように増殖している. (HE ×50)
b: 腎細胞癌肝転移 (外科切除例). 癌細胞は類洞内に分け入るように浸潤性に増殖している. (HE ×25)

増殖先端において前者が肝細胞索と置換するような置換型増殖（図5a）であるのに対して，後者は肝細胞索間の類洞内に浸潤するような類洞性増殖である（図5b）．この違いは，鍍銀法によりさらに容易に観察することができる．

組織構造的，細胞形態的に肝癌に類似する転移腫瘍として，腫瘍間質が豊富な血管成分で構成される副腎癌などの内分泌系腫瘍や clear cell type の腎癌があげられる．このほか卵巣の clear cell adenocarcinoma や胃の alpha-fetoprotein（AFP）産生性の hepatoid adenocarcinoma も肝癌に類似した像を呈する．肝細胞に対するモノクローナル抗体である Hepatocyte paraffin 1（Hep Para 1）は肝細胞や肝癌細胞に陽性像を示し，胆管上皮やその他の上皮性腫瘍にほとんど陰性であることから，免疫染色により肝癌と肝癌類似の転移性肝癌を鑑別するのに有用である[5]．

1）腎細胞癌

腎癌の多くを占める淡明細胞型腎細胞癌は，淡明で豊富な胞体を有する腫瘍細胞が，胞巣状，管状，乳頭状，あるいは充実性に増殖し，間質は毛細血管からなっている．これは水様透明で豊富な胞体からなる clear cell variant の中分化型肝癌[6]に類似しており，肝臓に転移した場合，生検標本では肝癌との鑑別に苦慮することが少なくない（図6a～c）．

2）肝様腺癌（hepatoid adenocarcinoma）

消化管，とくに胃，胆囊，膵臓の腺癌のなかに肝癌類似の組織像とともに，AFP 産生を伴うものがあり，腺癌の hepatoid differentiation，あるいは hepatoid adenocarcinoma と呼

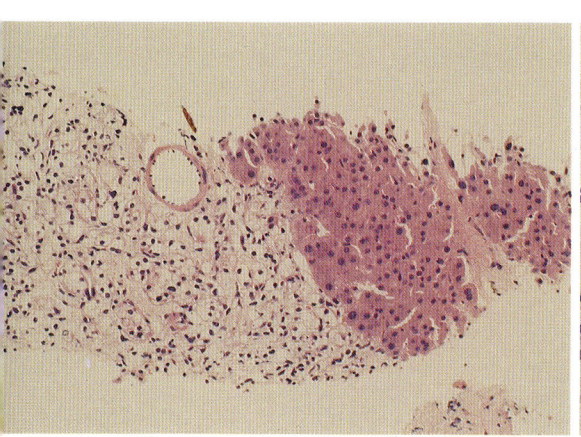

6a	6b
	6c

図6 腎細胞癌肝転移（生検例）
: 腫瘍は淡明で豊富な胞体を有する癌細胞は胞巣状-索状に配列し，動脈性腫瘍血管を伴い増殖している．（HE ×50）
: 淡明で豊富な胞体，クロマチンに富む核を有する癌細胞は，不明瞭な索状配列を示し，clear cell type の肝細胞癌に類似している．（HE ×100）
: 癌細胞の Hep Para 1 陰性像．免疫組織学的に腫瘍組織は肝細胞に特異的な Hep Para 1 陰性である．非癌部肝細胞は陽性である．（ABC法 ×50）

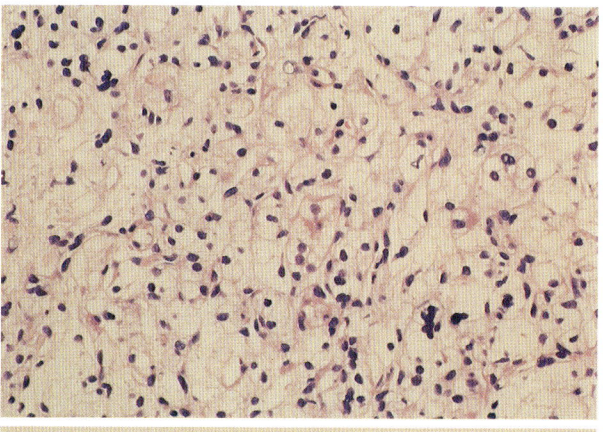

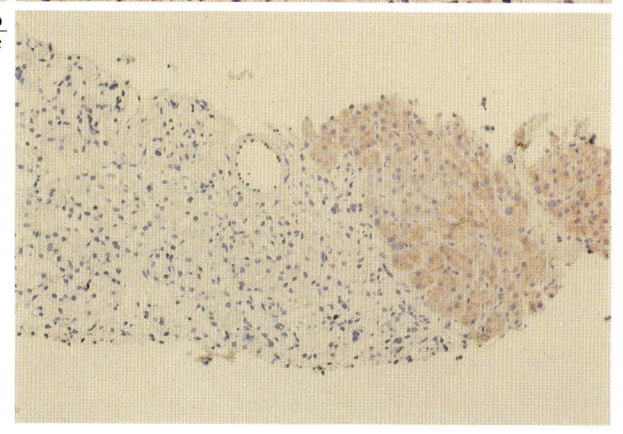

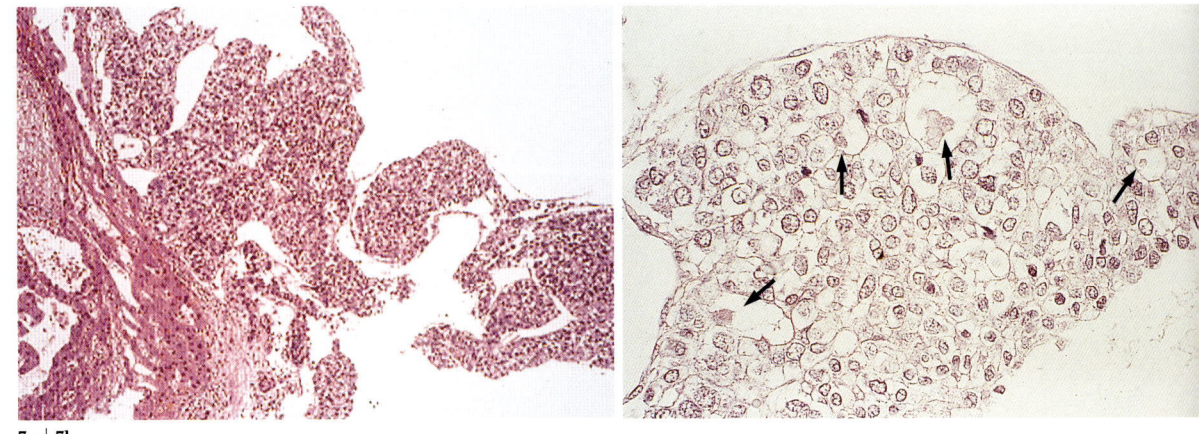

図7 肝様腺癌の肝転移（生検例）
a：血中AFP高値を呈した胃原発の腺癌の肝転移生検標本で，癌組織は索状に配列し，中分化型肝細胞癌に類似している．（HE ×50）
b：同粘液染色拡大像．索状配列を示す癌細胞は不明瞭な腺腔を形成し，内腔に粘液を認める．（Mayer mucicarmin染色 ×400）

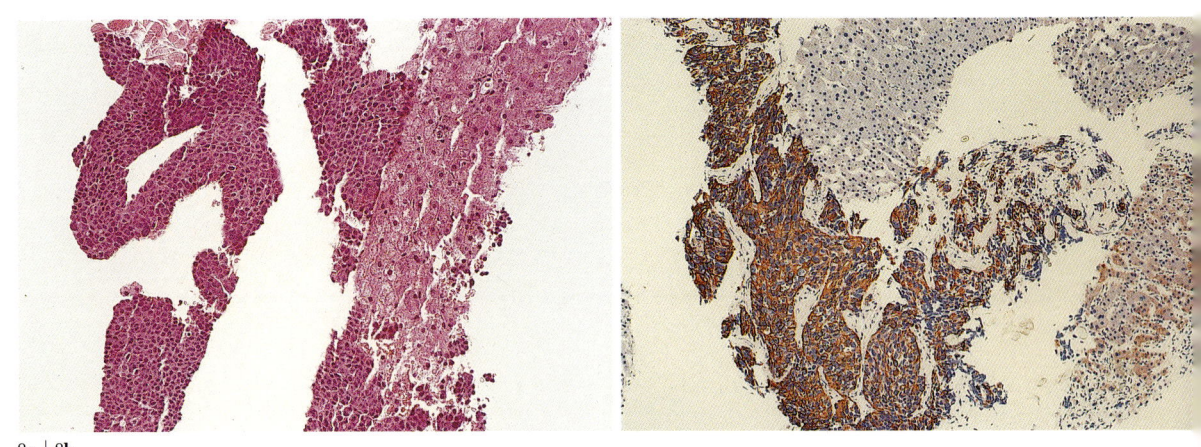

図8 カルチノイド腫瘍肝転移（生検例）
a：クロマチンに富む類円形の核，好酸性の胞体を有する腫瘍細胞は，索状あるいは充実性に増殖している．（HE ×100）
b：同腫瘍細胞のクロモグラニン陽性像．免疫組織学的に腫瘍細胞は，クロモグラニン強陽性でカルチノイド腫瘍の転移と確診される．（ABC法 ×50）

ばれる[7),8)]．この型の腺癌は原発巣では，好酸性の胞体をもつ類円形の癌細胞が充実性，あるいは索状に増殖する肝癌様の組織像を示す部と，定型的な腺癌の形態を示す部が併存し，免疫組織学的に前者の部にAFPが陽性になることが多い．また，高頻度に肝転移をきたし，索状型中分化型肝癌に類似した像を呈する（図7a）．鑑別に当たっては，消化管に腫瘍があることに加え，転移癌細胞が粘液産生（図7b），あるいはCEA陽性であることを確認する．また血中のAFPのlectin分画を検討することにより，肝癌あるいは消化管癌由来のAFPの識別が可能な

こともある[9]．

3）カルチノイド腫瘍（carcinoid tumor）

肝原発のカルチノイド腫瘍はきわめてまれであり，多くは消化管や膵，胆嚢原発のカルチノイド腫瘍の転移である[10]．組織学的には豊富な毛細血管性の間質を有し，好酸性の顆粒状胞体をもつ小型で異型に乏しい腫瘍細胞が索状〜充実性，一部リボン状，ロゼット様構造を形成し増殖する．肝生検診断で高分化型肝癌との鑑別が困難なこともあるが，カルチノイドは肝癌と比べて核小体が不明瞭であり，クロモグラニン，グリメリウス染色に陽性を示す（図8 a，b）．しかし，肝癌の中にもまれながら，神経内分泌顆粒を有するものがあることに留意する必要がある．

II．非腫瘍性病変

1．腺腫様過形成（adenomatous hyperplasia, dysplastic nodules）

肝硬変にみられる種々の程度の肝細胞過形成像を示す結節性病変で，多くは肝硬変を背景に径1 cm前後の結節としてみられ，境界不明瞭型の小肝癌と肉眼的に鑑別は不可能である（図9 a）．『原発性肝癌取扱い規約（第4版）』[11]では，「周囲肝組織に比して細胞密度の中等度の増大はあるが，構造異型はみられない．細胞はやや小型になるため核胞体比が軽度増加し，核は軽度の大小不同を示す．また，索状構造が周囲肝細胞より目立つ」と規定されている（図9 b）．定型的な場合，その診断は比較的容易であるが，部位よって肝細胞の過形成像の程度が異なるため生検診断は困難なことが多い．さらに生検診断では，非結節部の組織との比較検討が不可欠である（図9 c）．

本病変はInternational Working Party分類[12]ではdysplastic nodulesと呼ばれ，最近，国際的にはこの用語が広く用いられつつある．dysplastic nodule は，異型性により low grade と high grade に分けている．low grade は癌との鑑別が問題にならない異型性のない腺腫様過形成，high grade は異型の目立つ結節，あるいは結節内に異型の目立つ部があるもので，その多くは次に述べる異型腺腫様過形成に相当するものである．また，欧米で dysplastic nodule, high grade と診断されるもののなかには，わが国では高分化型肝癌とみなされるものが少なくない．

2．異型腺腫様過形成（atypical adenomatous hyperplasia）

本病変は肝癌の境界病変ともいえるもので，組織学的に『原発性肝癌取扱い規約（第4版）』では，「細胞密度の増大が高度な部分を有する，あるいはわずかの構造異型を有する結節で，癌か否かの判定が困難な境界病変（borderline lesion）といえるものである」と定義されている．腺腫様過形成と同じく肝硬変を背景に径1.0〜1.5 cm前後の結節としてみられるが，肉眼的に境界不明瞭型の小肝癌との鑑別は不可能である．生検はもちろん，切除標本でも高分化型肝癌との鑑別が困難なことが多く，病理診断の不一致がもっとも多い病変である．

著者らの施設で異型腺腫様過形成あるいは境界病変とされるものの多くは脂肪化を伴っている（図10）．本病変と診断する場合，常に悪性の可能性を念頭に置き，注意深い対応が要求される．

3．限局性結節性過形成（focal nodular hyperplasia；FNH）

本病変は非硬変肝にみられる結節性病変で，最近では画像的特徴ならびに生検像が明らかにされ，肝癌と誤診されることは少なくなったが，

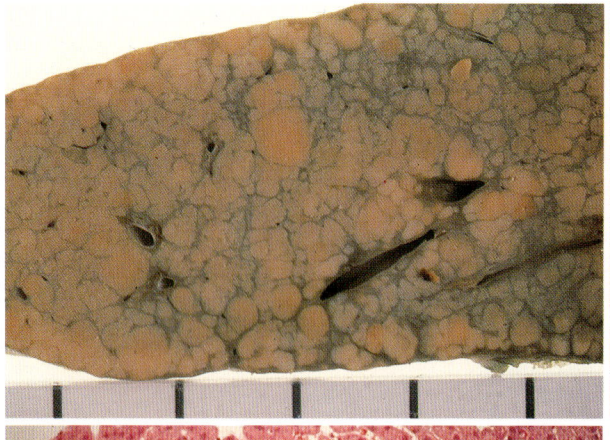

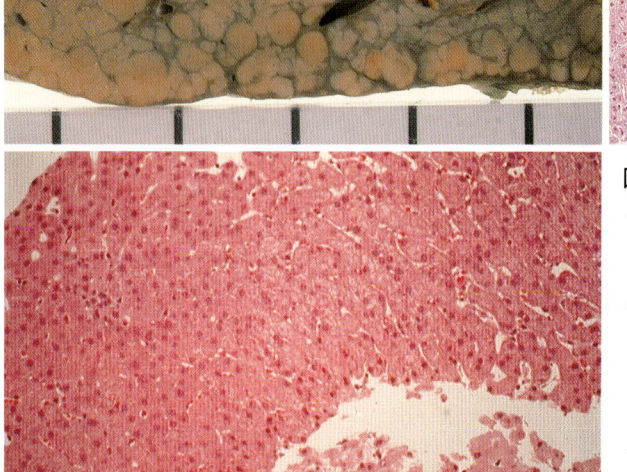

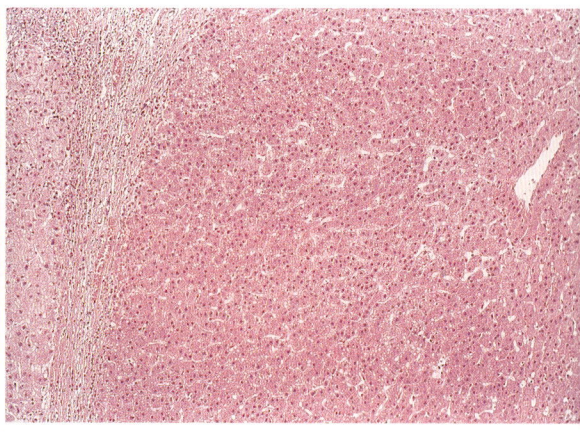

図9 腺腫様過形成
a：肉眼像．HCV抗体陽性肝硬変にみられた最大径1cmの結節は，肉眼的には早期の肝癌との鑑別は不可能である．
b：同組織像．結節は軽度の細胞密度の増大，索状配列の明瞭化，好酸性の染色性の増強などで特徴づけられるが，癌と診断するには至らない．（HE ×50）
c：生検像．径1.2cmの低エコー結節から採取された組織であるが，下方にみられる非結節部の組織に比べ細胞密度の増大，核の類洞側への偏位，索状配列の明瞭化など，過形成像が的確に読み取れる．（HE ×100）

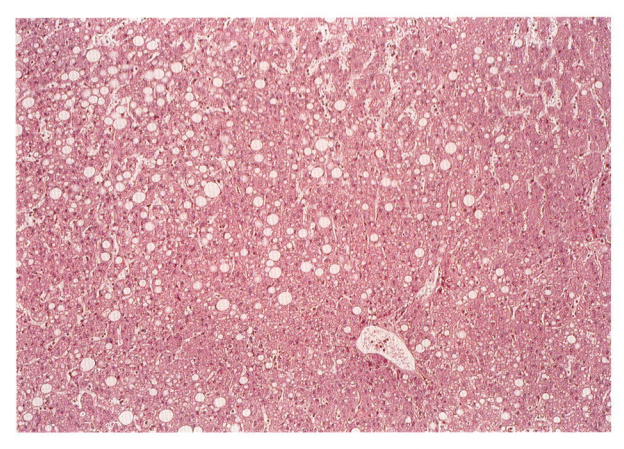

図10 異型腺腫様過形成
生検で高分化型肝細胞癌と診断され切除された径1.5cmの結節であるが，細胞密度の増大，不規則な細索状配列，脂肪化などが目立ち，高分化型肝細胞癌の可能性も否定しえない，境界病変と言える．（HE ×50）

それでも肝癌との鑑別が問題になることがある．1956年，Edomondson[11]によりFNHの疾患概念が確立されるまでは，FNHの多くは肝細胞腺腫あるいは過誤腫として報告されていた．FNHの病因としては過誤腫説，血管異常説，経口避妊薬説などがあるが，現在では血栓形成などの血管異常による，肝実質の限局性の虚血性障害に対する代償性再生（過形成）説が有力である[12]．

肉眼的にFNHは，正常肝に単発の被膜のない境界明瞭な結節としてみられ，結節辺縁はしばしば八頭状を呈する．多くは肝被膜下，あるいは被膜近くに発生し，しばしば半球状，あるいは有茎性に肝外に突出する．もっとも特徴的な肉眼所見として，結節の中心部にみられる星

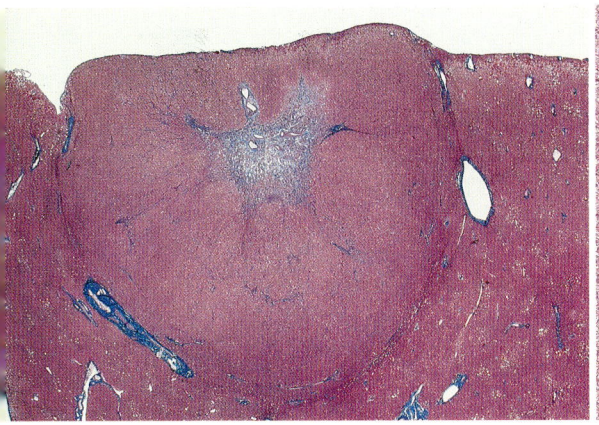

12．肝癌以外の結節性病変—上皮性病変

図11　限局性結節性過形成
a：肝被膜に接してみられた径3cmの結節は，特徴的な中心瘢痕と結節を分葉化するような線維の進展が特徴的である．（アザン染色　×1）
b：肝細胞の過形成像に加え，線維帯には細胆管増生と異常血管の介在がみられる．（HE　×50）
c：生検像．肝細胞の過形成像，瘢痕様の線維化巣，および異常血管の介在から，FNHと診断可能である．（HE　×50）

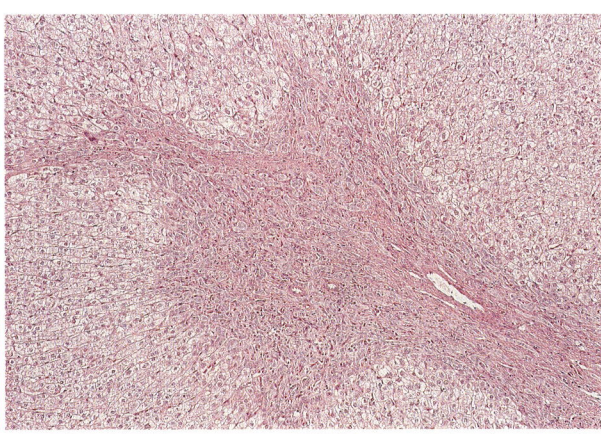

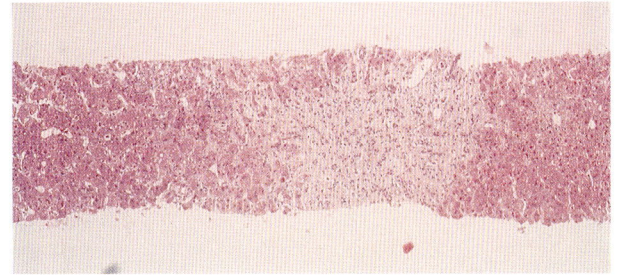

芒状，瘢痕状の線維帯（中心瘢痕），および中心瘢痕から結節を分葉化するように放射状に伸びる線維帯の存在が挙げられる（図11a）．中心瘢痕形成と結節の大きさは必ずしも一致せず，径1cmの微小なものでもすでに明瞭な中心瘢痕を有するものがある．逆に3, 4cmを超えるような大きなものでも中心瘢痕が明らかでないものがある[13]．

組織学的には，結節内には正常の門脈域はみられないが，辺縁部では巻き込まれた門脈域を認めることがある．特徴的な所見の一つとして線維帯，とくに中心瘢痕内に多数の筋性血管がみられ，肉眼的にも視認できることが多い．また，実質内に小さな筋性血管を含む瘢痕様の不規則な線維化巣を散在性に認めることが多い．線維帯と実質との境界に沿っては，種々の程度の細胆管増生像，リンパ球・形質細胞などの炎症細胞浸潤が認められる（図11b）．陳旧化した結節では線維帯は硝子化傾向を示し，細胆管増生，炎症細胞浸潤を欠くこともある．肝細胞は種々の程度の過形成像を示し，高度のときは細胞の小型化，密度の増大に加え，不規則な細索状配列，偽腺管構造などの高分化型肝細胞癌に類似した像を呈することもある．画像診断の普及とともにFNHが生検される機会が増えているが，特徴的な瘢痕様の線維化，細胆管増生あるいは異常血管の介在などの形態的特徴を理解していれば診断は困難ではない（図11c）．

4．結節性再生性過形成（nodular regenerative hyperplasia）

肝全体にわたりびまん性に，径2〜数mm大の線維化を伴わない微小結節の形成をみる（図12a）．組織学的には，結節状の肝細胞の過形成によるもので，正常の小葉構造は不明瞭，あるいは消失している．各結節間には肝硬変のよう

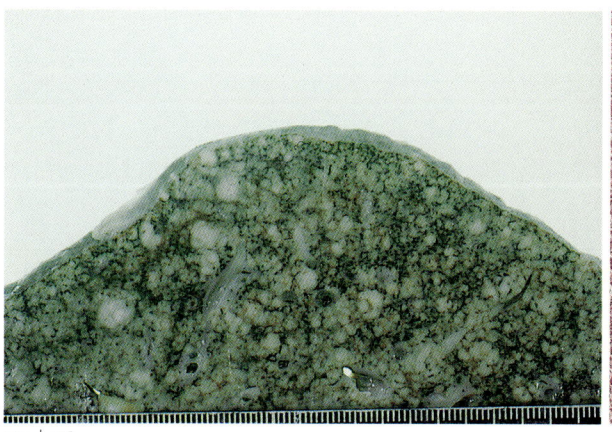

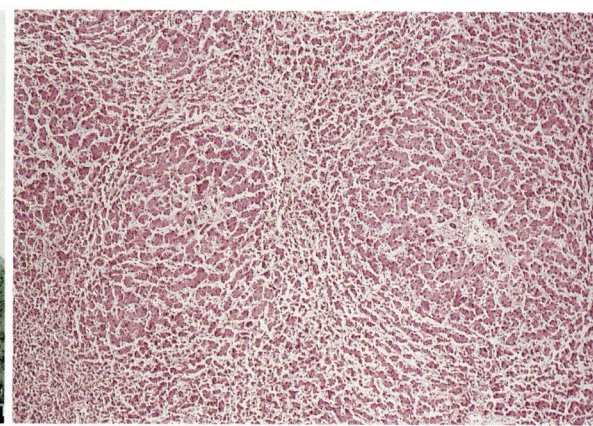

図12 結節性再生性過形成
a：肉眼像．1-2 mm から数 mm 大の白色調の微小結節をびまん性に認める（多発性骨髄腫，剖検例）．
b：同組織像．門脈域を中心に，あるいは小葉構造に関係なく微小な肝細胞の結節状の過形成性を認め，結節間には線維帯の形成はなく，肝細胞の圧排，萎縮像を認める．（HE ×50）

な線維帯の形成はなく，結節間の肝細胞は圧排されて萎縮している(図12b)．結核，血液疾患，リウマチ様関節炎などの症例にみられることが多いが，病因は特定されていない．肝細胞の過形成の発生機序としては，多くの症例が門脈圧亢進を伴っていることから，肝内の門脈血行異常によることが推察される[14]．

文献

1) Malt, R. A., Hershberg. R. A. and Miller, W. L. : Experience with benign tumors of the liver. Surg. Gynecol. Obstet. 130 ; 285-291, 1970
2) Rooks, J. B., Ory, H. W., Ishak, K. G., et al. : Epidemiology of hepatocellular adenoma. The roles of oral contraceptive use. JAMA 242：644-648, 1979
3) Edmondson, H. A., Henderson, B. and Benton, B. : Liver-cell adenomas associated with use of oral contraceptves. N. Engl. J. Med. 294：470-472, 1976
4) Iha, H, Nakashima, Y., Fukukura, Y., et al. : Biliary hamartomas simulating multiple hepatic metastasis on imaging findings. Kurume medical journal 43 ; 231-235, 1996
5) Wennerberg, E. A., Nalesnik, A. M. and Coleman, B. W. : Hepatocyte paraffin 1 : A monoclonal antibody that reacts with hepatocytes and can be used for differential diagnosis of hepatic tumors. Am. J. Pathol. 143 ; 1050-1054, 1993
6) Yang, S. H., Watanabe, J., Nakashima, O., et al. : Clinicopathologic study on clear cell hepatocellular carcinoma. Pathol. Int. 46 ; 503-509, 1996
7) Ishikura, H., Fukasawa, Y., Ogasawara, K., et al. : An AFP-producing gastric carcinoma with features of hepatic differentiation. A case report. Cancer 56 ; 840-848, 1985
8) Ooi, A., Nakanishi, I., Sakamoto, N., et al. : Alpha-fetoprotein (AFP)-producing gastric carcinoma. ls it hepatoid differentiation? Cancer 65 ; 1741-1747, 1990
9) Taketa, K., Sekiya, C., Akamatsu, K., et al. : Lectin-reactive profiles of alpha-fetoprotein characterizing-hepatocellular carcinoma and related coditions. Gastroenterology 99 ; 508-518, 1990
10) Mori, H., Onji, M., Yoshida, A., et al. : Serum

alpha-fetoprotein-positive gastric carcinoid with liver metastasis. Virchow. Arch. 387；107-116. 1980
11) 日本肝癌研究会 編：臨床・病理 原発性肝癌取扱い規約（第4版）．金原出版，東京，2000
12) International Working Party. Terminology of nodular hepatocellular lesions. Hepatology 22；983-993, 1995
13) Edmondson, H. A.：Tumors of the liver and intrahepatic bile ducts. Atias of tumor pathology, Fascicle 25. Armed Forces Institute of Pathology, Washington, D. C., 1958
14) Wanless. I. R., Maudsley, C. and Adams, R.：On the pathogenesis of focal nodular hyperplasia of the liver. Hepatology 5；1194-1200, 1985
15) 奥平定之：Focal nodular hyperplasia 23 切除例の臨床病理学的検討．肝臓 34；621-629, 1993
16) Wanless, I. R.：Micronodular transformation (nodular regenerative hyperplasia) of the liver：a report of 64 cases among 2,500 autopsies and a new classification of benign hepatocellular nodules. Hepatology 11；787-797, 1990

（神代正道）

② 非上皮性病変

I．腫瘍性病変

1．海綿状血管腫（cavernous hemangioma）

　肝臓の非上皮性腫瘍のうちもっとも頻度が高い．組織学的に種々の程度に拡張した血管腔と薄い線維性間質で構成される（図13a）．一般的に高エコーに描出されるが，生検では血管腔が虚脱し組織として採取されにくいため，病理診断がつかないことが多いが，まれに組織が採取される（図13b）．海綿状血管腫はしばしば種々の程度の硬化像を伴うが，その場合，超音波診断で低エコーあるいはモザイクパターンを示すため，肝癌との鑑別が困難なことがある．この場合，生検で組織が採取されやすいため病理学的に診断される（図13c）．

2．血管筋脂肪腫（angiomyolipoma）

　本腫瘍は，血管，平滑筋，成熟脂肪細胞の3成分が種々の程度に混在する良性腫瘍で，腎に好発するが肝臓にも発生し，画像診断の普及とともにしばしば経験されるようになった（図14a, b）．一般に脂肪組織を反映して高エコー病変として描出される．生検組織では脂肪化を伴う肝癌や，脂肪成分に乏しく平滑筋が主体を占める場合，肉腫との鑑別が問題となることもある．肝癌との鑑別は鍍銀法で索状配列の欠如，脂肪成分は脂肪細胞であり，細胞の脂肪変性ではないことなどによる．異型細胞や巨細胞をまじえる脂肪成分に乏しい平滑筋細胞優位型の症例の場合，腫瘍構成細胞の多くが，免疫組織学的に actin や HMB-45 に陽性であることから，肉腫などとの鑑別が可能である[1]（図14c, d）．

3．類上皮血管内皮腫（epithelioid hemangioendotheioma）

　一般的には軟部組織に発生する血管内皮細胞由来の悪性腫瘍であるが，骨，肺，肝臓にも発生する．比較的長い経過をとる中間悪性度の腫

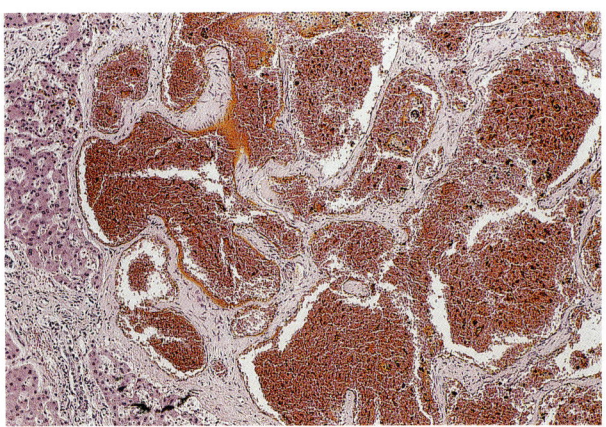

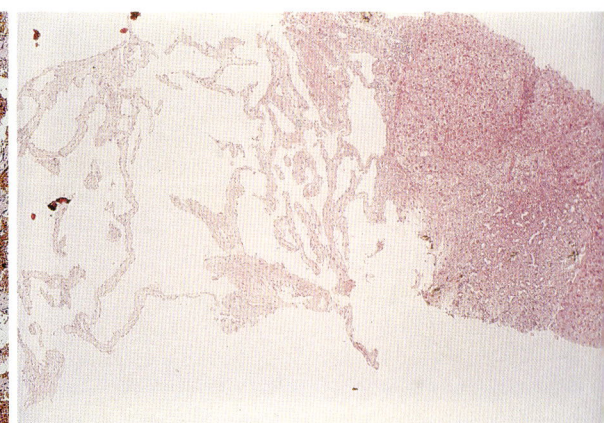

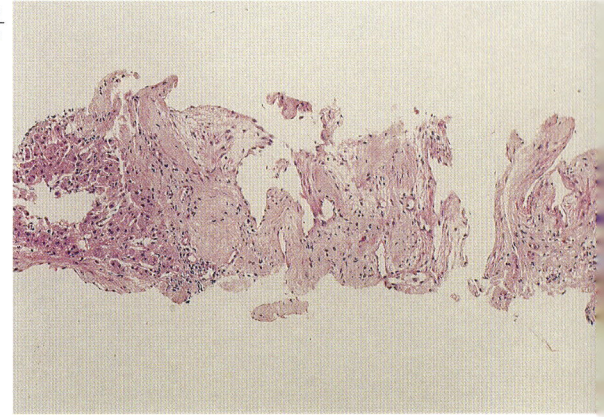

図13 海綿状血管腫
a：組織像（外科切除例）．種々の程度に拡張した血管腔とその内腔を被覆する1層の内皮細胞，幅の狭い線維性間質で構成される．（HE ×50）
b：生検例．まれに血管腔構造が虚脱に陥らず生検で腫瘍組織が採取されることがある．（HE ×50）
c：硬化型海綿状血管腫生検例．線維性間質の増生のため血管腔が減少している．（HE ×50）

瘍とみなされる．腫瘍細胞は好酸性の胞体を有し，中等度の核異型を示す多形性あるいは短紡錘形の上皮様細胞が索状あるいは小胞巣を形成したり，胞体に空胞を有する異型細胞が単個で胞体が豊富な結合織性の間質を伴い増殖する（**図15a**）．腫瘍細胞胞体の空胞は未熟な血管腔とみなされ，しばしば赤血球を容れている．生検診断で低分化腺癌（signet-ring cell carcinoma）の肝転移や，炎症性肉芽組織（炎症性偽腫瘍）と誤ることがある．本腫瘍が疑われる時にはCD 34や第8因子関連抗原（**図15b**）の免疫組織学的検討が不可欠である．

4．血管肉腫（angiosarcoma）

頻度的には少ないがトロトラスト，砒素，塩化ビニールなどの曝露により高頻度に肝臓に発生することが知られている[2]．トロトラスト沈着肝では血管肉腫以外にも胆管癌や肝癌も発生する．組織学的には短紡錘形あるいは多形性に富む腫瘍細胞が類洞内に浸潤性に増殖し，不規則な血管腔を形成し肝細胞索の萎縮を認める（**図16**）．

II．非腫瘍性病変

1．炎症性偽腫瘍（inflammatory pseudotumor）

単一な疾患概念ではなく，原因が特定できない結節形成性の炎症性病変の総称である．比較的境界明瞭な結節性病変として認められ，種々の程度の炎症細胞浸潤（リンパ球，形質細胞，組織球），線維芽細胞や毛細血管増生からなる炎

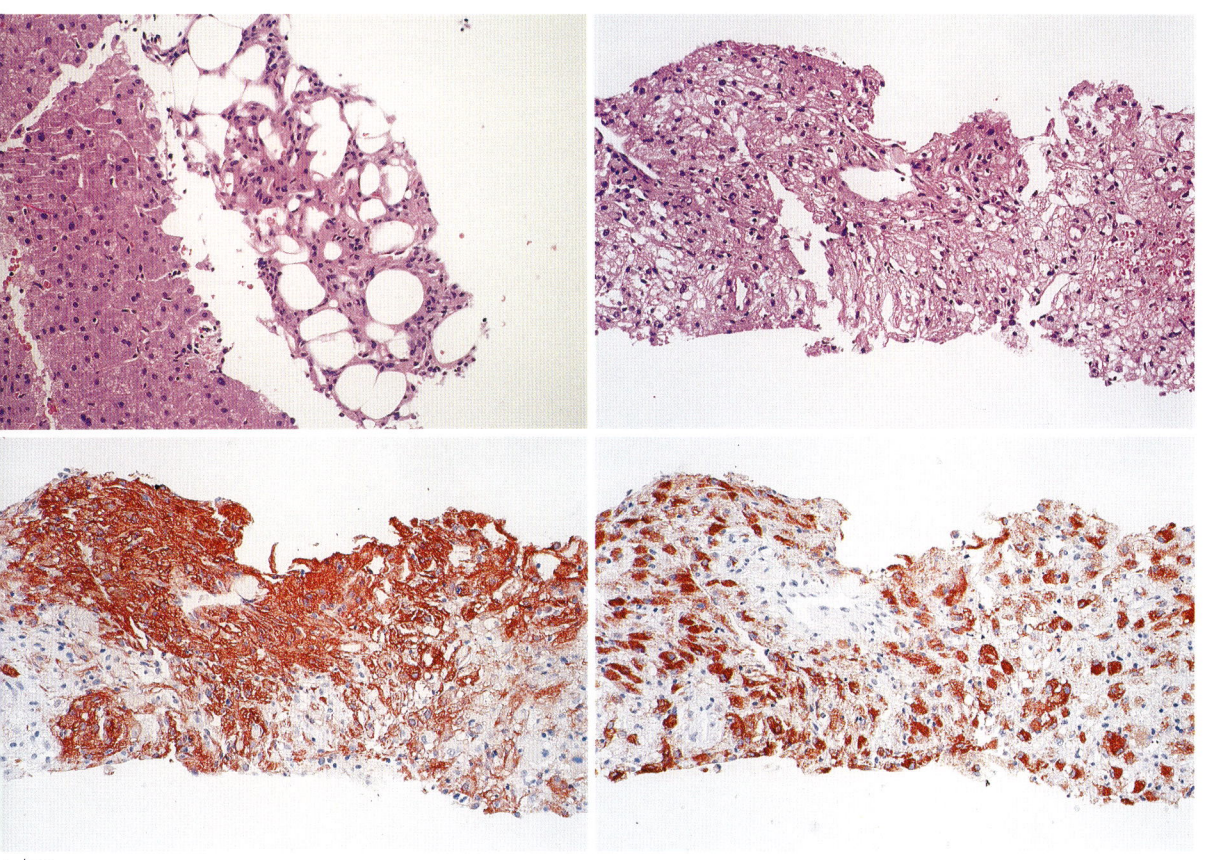

図14 血管筋脂肪腫（生検例）
a：非病変部肝組織に隣接して腫瘍組織がみられる．腫瘍は成熟脂肪細胞，小型の血管と単紡錘形の平滑筋細胞で構成される．（HE ×50）
b：平滑筋細胞優位型症例．血管と淡明化を伴った単紡錘形細胞の平滑筋細胞からなり，脂肪細胞はきわめて少ない．（HE ×50）
c, d：平滑筋細胞優位症例の actin（α-smooth muscle actin），および HMB-45 陽性像．免疫組織学的に腫瘍構成細胞の多くは actin および HMB-45(d) 陽性であり，平滑筋由来の細胞であることがわかる．（ABC 法 ×50）

症性肉芽組織像を呈する(図17)．血管に富む場合，hypervascular tumor として描出されるため，肝癌との鑑別が問題となることがある．

2．孤立性壊死性結節（solitary necrotic nodule）

単発あるいは多発性の低エコー性の小結節性病変としてみられ，肝癌，転移性肝癌，胆管癌，結核腫，真菌感染症，炎症性偽腫瘍などとの鑑別が必要となる[3]．超音波像で低エコー結節内をつらぬくような線状エコーが描出される．血管造影では淡い stain を伴うこともあるが，一般的に血流に乏しい病変である．肉眼的には，径2cm前後の類円形で黄白色調の均質な結節としてみられ，しばしば結節中心部に融解壊死による小囊胞を伴っている(図18a)．組織学的には結節は炎症性肉芽や線維性結合織で囲まれた凝固壊死よりなり，内部に著明な好酸球浸潤，

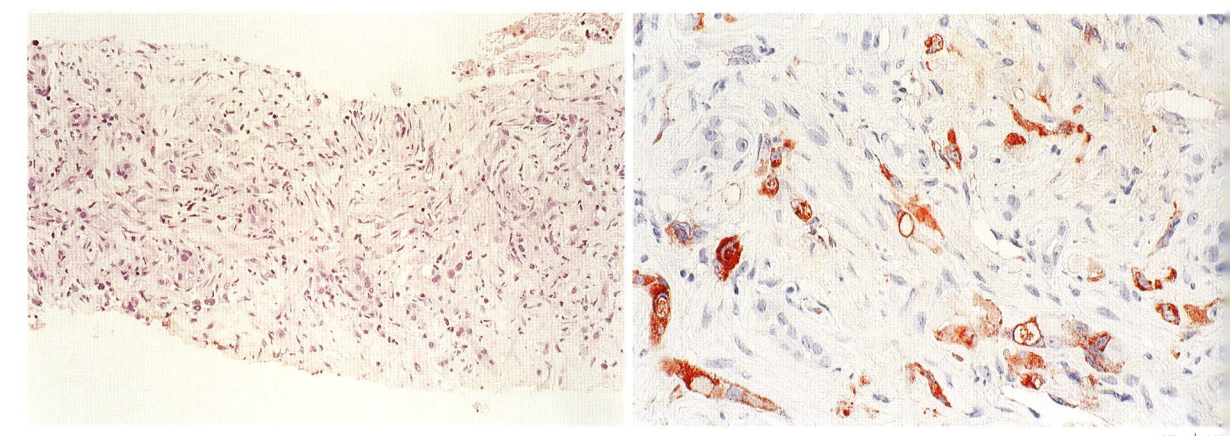

図 15　類上皮血管内皮腫（生検例）

a：腫瘍組織は線維性間質に富み，そのなかに好酸性の胞体をもつ多角形，あるいは短紡錘形の上皮様細胞が索状あるいは小胞巣を形成し増殖している．また，胞体の空胞化した細胞もみられる．（HE　×50）

b：免疫組織学的に，腫瘍細胞の多くは第8因子関連抗原陽性を示す．（ABC法　×100）

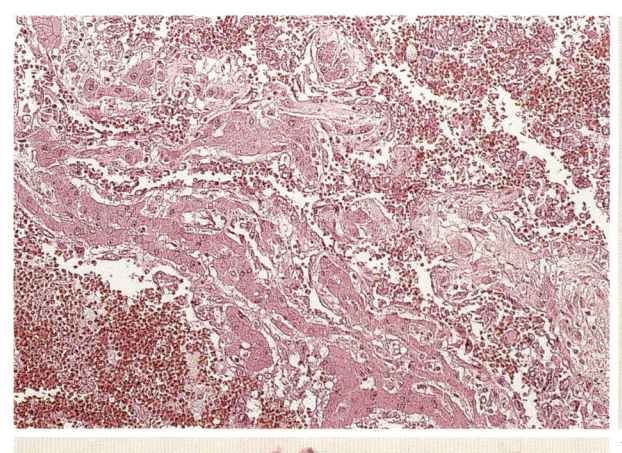

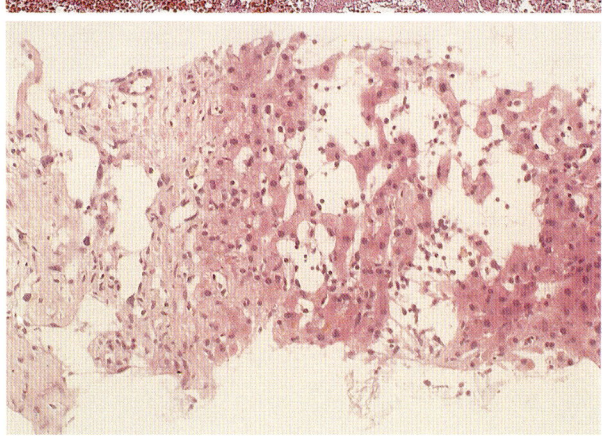

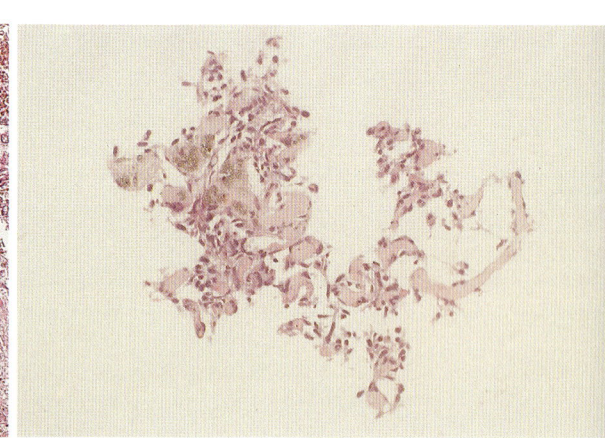

図 16　血管肉腫

a：短紡錘形の腫瘍細胞が類洞内に浸潤性に増殖し，不規則な血管腔を形成している（剖検例）．（HE　×50）

b：トロトラスト症例，生検例．短紡錘形の腫瘍細胞は不規則な血管腔様構造を形成している．間質にトロトラスト沈着を認める．（HE　×100）

c：生検例．腫瘍細胞は類洞に沿って進展し，類洞は拡張して peliosis hepatis 様を呈している．（HE　×100）

（国立病院九州医療センター消化器科　安藤文英先生，同病理　竹下盛重先生　提供症例）

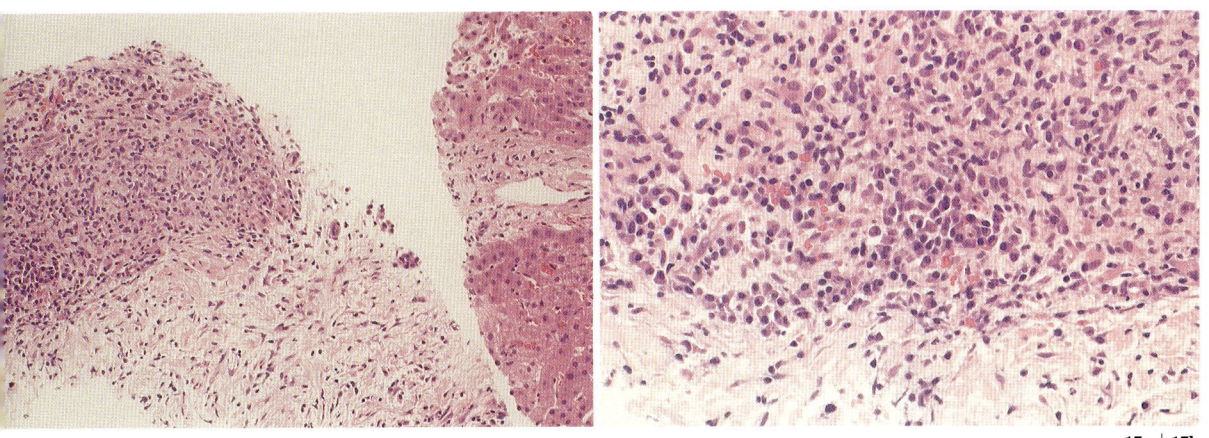

図 17 炎症性偽腫瘍（生検例）
a：肝実質に隣接して線維芽細胞と小円形細胞の増生からなる炎症性肉芽組織を認める．（HE ×50）
b：炎症細胞は主として形質細胞とリンパ球で構成されている．（HE ×100）

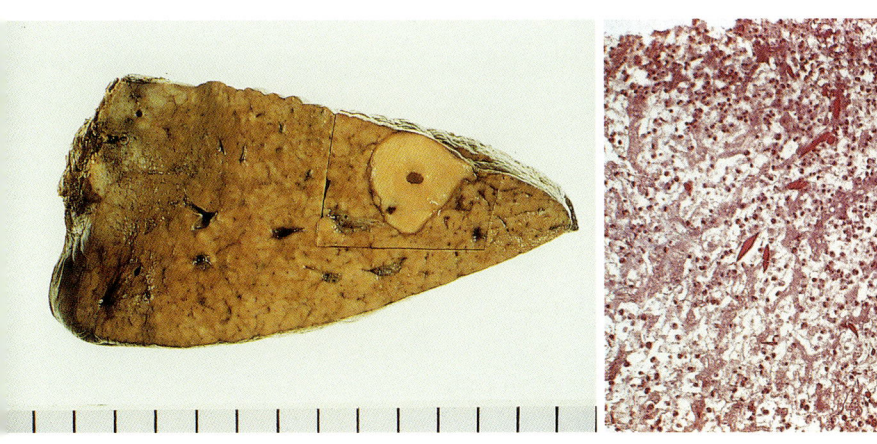

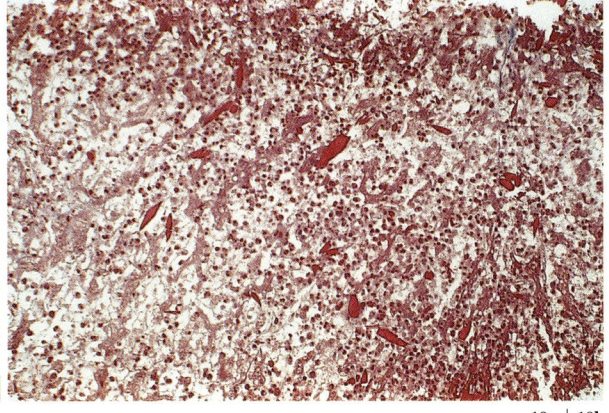

図 18 孤立性壊死性結節（外科切除例）
a：肉眼像．径 2.5 cm，類円形の黄白色調の均質な結節としてみられ，中心部に融解壊死による小囊胞形成をみる．
b：同組織像．壊死に陥った結節内部は多数の好酸球と針状のシャルコ・ライデン結晶を認める．（アザン染色 ×100）

シャルコ・ライデン結晶を認めることが多い（図 18 b）．病因として，著明な好酸球浸潤を伴うことや，その生活歴，食歴にイヌ・ネコの飼育や無農薬野菜，生レバーなどの摂取があることから，イヌ・ネコ蛔虫や肝蛭，その他の寄生虫感染が考えられる[4]．生検診断では，シャルコ・ライデン結晶を含む凝固壊死に注意を払うことが重要である．

3. 限局性脂肪化 (focal fatty change)

限局性，境界明瞭な肝細胞の脂肪化巣で，超音波診断や腹部 CT で腫瘤性病変と誤ることがある[5]．生検肝組織ではびまん性の肝細胞の脂肪化を認め，脂肪化を伴う高分化型肝癌との鑑

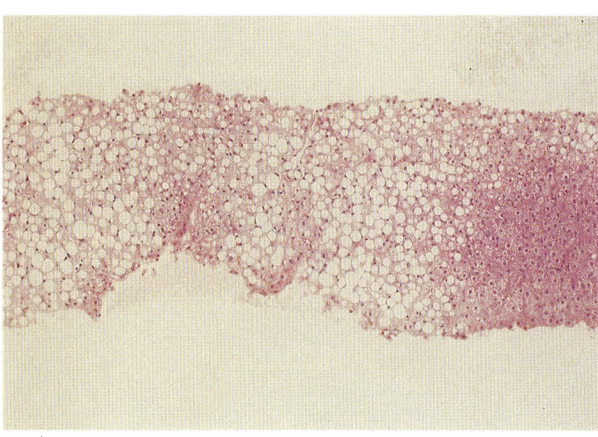

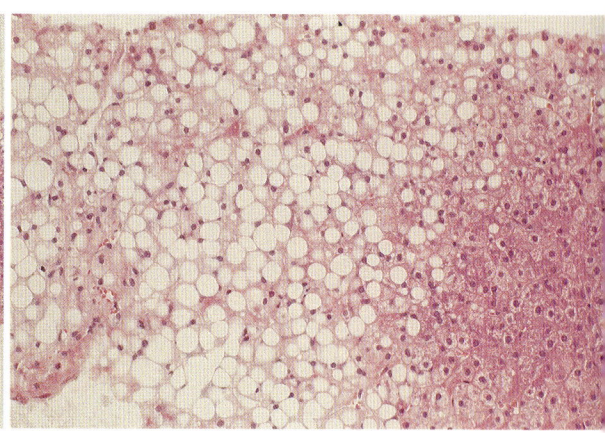

図19 限局性脂肪化（生検例）
a, b：限局性に肝細胞のびまん性脂肪化を認める．核異形はまったくなく，高分化型肝癌の脂肪化にみられるような不規則な索状配列をうかがわせる像もない．
（HE a：×50, b：×100）

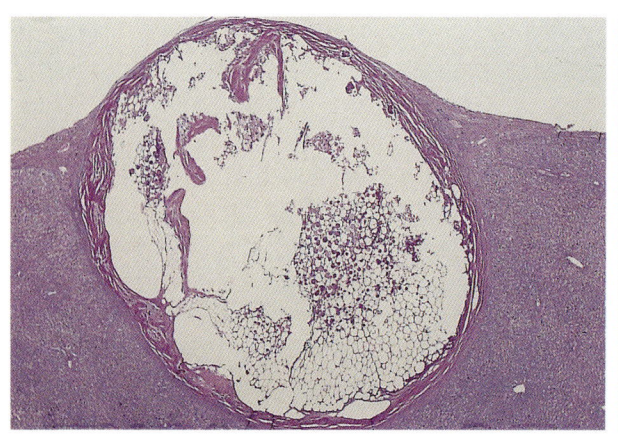

図20 偽脂肪腫（外科切除例）
横隔膜下，肝被膜直下にみられた2cm大の結節で，線維性被膜で被包された脂肪壊死，石灰化を伴う脂肪組織よりなる．
（PAS ×1）

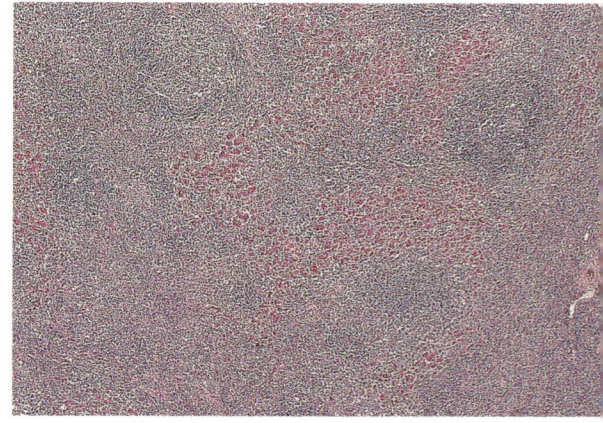

図21 偽リンパ腫（外科切除例）
径1.5cm大の比較的境界明瞭な結節性病変としてみられたもので，濾胞形成を伴うびまん性のリンパ球浸潤よりなる．高度のリンパ球浸潤による肝細胞の切り崩しがみられる．免疫組織学的に，浸潤リンパ球はT, B両リンパ球で構成され，Bリンパ球は多クローン性であった．（HE ×25）

別が問題になる（図19）．

4. 偽脂肪腫 (pseudolipoma)

肝表面，とくに横隔膜側にみられることが多い，肝被膜に接した数mmから2cm前後の肝外性の小結節病変で，一般的には剖検時や開腹術時に偶然に発見される[6),7)]．組織学的には膠原線維性被膜に覆われた脂肪組織であり，種々の程度に変性，壊死を伴う（図20）．石灰化，あるいは骨化生を伴うこともある．超音波診断では

脂肪組織を反映して肝表面の境界明瞭な高エコー結節でlateral shadowやacoustic shadowを伴うこともあり，脂肪化を伴う肝癌と誤ることがある．アルコール歴あるいは開腹術の既往のある男性に多く，腹腔内の遊離した脂肪組織が肝表面に付着，包埋されたものと考えられる．

5. 偽リンパ腫（pseudolymphoma）

リンパ球の反応性増生による良性の結節性病変である．消化管，肺，眼窩をはじめ種々の臓器にみられるが，肝臓ではまれである．組織学的には胚中心を伴う多数のリンパ濾胞の形成と形質細胞を混じる異型のない小型リンパ球の増生からなる（図21）．増生しているリンパ球は多クローン性であることから悪性リンパ腫とは鑑別される[8),9)]．鑑別疾患として炎症性偽腫瘍や悪性リンパ腫があがるが，前者とは線維芽細胞の介在を認めること，後者とは増生しているリンパ球に異型がないこと，ならびに単クローン性でない点から鑑別可能である．しかし，低悪性のMALTリンパ腫とは生検組織では鑑別困難なことが多い．

6. その他のまれな腫瘍

神経鞘腫（neurilemoma, schwannoma），線維肉腫（fibrosarcoma），平滑筋肉腫（leiomyosarcoma），悪性リンパ腫（malignant lymphoma），悪性線維性組織球症（malignant fibroushistiocytoma），などもまれながら肝に原発する．いずれも組織学的（免疫組織学的検討も含めて）に肝癌と鑑別可能であるが，肉腫様肝癌（HCC with sarcomatous change, sarcomatoid carcinoma）との鑑別がしばしば問題となる．乳幼児や小児には小児血管内皮腫（infantile hemangioendotheliom）や未分化肉腫（undifferentiated sarcoma）などが発生する．また転移性の肉腫（平滑筋肉腫，血管肉腫，悪性線維性組織球症，悪性黒色腫）などにも留意する．

文　献

1) Nonomura, A., Mizukami, Y., Takayanagi, N., et al.：Immunohistochemical study of angiomyolipoma. Pathology International 46；24-32, 1996
2) Kojiro, M., Nakashima, T., Ito, Y., et al.：Thorium dioxide-related angiosarcoma of the liver：Pathomorphologic study of 29 autopsy cases. Arch. Pathol. Lab. Med. 109；853-857, 1985
3) Shepherd, N. A. and Lee, G. Y.：Solitary necrotic nodules of the liver simulating hepatic metastases. J. Clini. Pathol. 36；1181-1183, 1983
4) 中島　収，渡辺次郎，田口　順，他：肝の凝固壊死を呈する肉芽性結節に関する臨床病理学的研究．肝臓　35；527-535, 1994
5) 橋本博美，中塚春樹，椿本光男，他：多発結節影を呈した肝脂肪浸潤の画像診断．日本医放会誌　50；1063-1067, 1990
6) 井上　泰，志賀淳治，町並陸生：肝pseudolipoma：新しい高エコー肝結節―その超音波断層像と直接的病理組織学的分析．肝臓　30；1533-1536, 1989
7) Watanabe, J., Nakashima, O., Noguchi, K., et al.：Imaging and pathology of pseudolipoma in the liver. Hepatology Res. 12；225-232, 1998
8) Katayanagi, K., Terada, T., Nakanuma, Y., et al.：A case of pseudolympohoma of the liver. Pathol. Internal. 44；704-711, 1994
9) Soo, R. K., Yoshitake, H., Kyong, B. K., et al.：A case of pseudolymphoma of the liver. J. Hepatol. 26；209-214, 1997

（中島　収）

和文索引

あ

アミロイドーシス 70
アルコール性肝炎 44
アルコール性肝硬変 44, 55
アルコール性肝障害 41
アルコール性肝線維症 44
アルコール性脂肪肝 43
網の目状パターン 59

い

イヌ・ネコ蛔虫症 62
異型腺腫様過形成 85
犬山分類 23

う

ウイルス性肝硬変 53
うっ血性肝硬変 55
羽毛変性 48

え

エキノコッカス症 63
炎症細胞浸潤 29
炎症性偽腫瘍 90
炎症反応 13, 29, 55

お

オルセイン染色 48

か

カルチノイド腫瘍 85
架橋性線維化 22
海綿状血管腫 89

亀の甲様パターン 59
肝吸虫症 63
肝硬変 9, 31, 53
　——と慢性肝炎の鑑別 57
　——の分類 53
肝細胞壊死 26
肝細胞死 13
肝細胞周囲線維化 41
肝細胞障害 34
肝細胞腺腫 79
肝細胞変性 13
肝細葉構造説 9
肝紫斑病 38
肝小葉 9
　——構築の評価 57
　——構築の歪み 22
肝静脈閉塞症 37
肝動脈塞栓療法 76
肝内胆管癌 80
肝膿瘍 63

き

楔状生検 57
基底膜様構造 9
偽リンパ腫 95
偽脂肪腫 94
偽小葉 12
　——結節 53
急性ウイルス性肝炎 13
急性肝炎 31
巨大ミトコンドリア 43
凝固壊死性結節 61

く

クモ膜状線維化 41

け

形質細胞 28
　——浸潤 26
経口避妊薬 79
結節性再生性過形成 87
結節内結節像 74
血管筋脂肪腫 89
血管障害 34
血管肉腫 90
原発性硬化性胆管炎 47
原発性胆汁性肝硬変 47, 56
限局性結節性過形成 85
限局性脂肪化 93

こ

孤立性壊死性結節 91
好酸性小体 15
好酸体 19
好中球浸潤 55
抗ミトコンドリア抗体 47
抗体依存性細胞障害 25
硬化型肝癌 74
高分化型肝細胞癌 71
混合型肝癌 76

さ

再生結節 12, 53
細胆管 47
　——増生 87
魚の鱗状パターン 59

し

脂肪化 73
脂肪沈着 34

脂肪変性　41
自己免疫性肝炎　25
　——診断指針　26
　——の診断基準　27
小葉間結合織　9
小葉性変化　26
静脈周囲線維化　41

す

スリガラス様変化　38
水腫状変性　19

せ

生検組織の採取　58
生検組織の断片化　57
赤痢アメーバ　63
線維性隔壁　53
腺腫様過形成　85

そ

巣状壊死　15，29
増殖性病変・腫瘍形成　34

た

大再生結節　53
脱分化現象　74
胆管過誤腫　82
胆管細胞腺腫　80
胆管障害　21
胆管病変　30
胆汁うっ滞　34
胆汁性肝硬変　56
胆汁栓　36
胆汁排泄障害　16
胆道閉鎖症　56

ち

中心帯領域　55
中心瘢痕　87

と

糖原核　69
糖原病　65
動脈性腫瘍血管　74
銅結合蛋白　48，69

に

肉腫様肝癌　76
肉腫様変化　75
日本住血吸虫症　59

は

初感染　16
針生検　57
肺気腫　65

ひ

ビーズサイン　62
肥大結節　53

ふ，へ

封入体　66
ヘモクロマトーシス　70

ほ

補体依存性細胞障害　25
包虫症　63

ま

慢性ウイルス性肝炎　19
慢性肝炎と肝硬変の鑑別　57
慢性肝炎—欧米の分類　22
慢性非化膿性胆管炎　30
慢性非化膿性破壊性胆管炎　47

み

ミオクローヌスてんかん　65

も

毛細血管化　9
門脈域　9，12

や，ら，り

薬剤性肝障害　33
ライソゾーム酵素　67
リポフスチン顆粒　38

る

類上皮型肉芽腫　47
類上皮血管内皮腫　89
類洞　9

ろ

ロゼット形成　26，30

英文索引

A

α_1-antitrypsin 欠損症　65
A 型急性肝炎　15
adenomatous hyperplasia　85
angiomyolipoma　89
angiosarcoma　90
apoptosis　13
atypical adenomatous hyperplasia　85
autoimmune cholangiopathy　50
autoimmune hepatitis　25

B

B 型肝硬変　53
B 型急性肝炎　16
bile duct adenoma　80
biliary hamartoma　82
bridging necrosis　26
Budd-Chiari 症候群　56

C

C 型肝硬変　53
C 型急性肝炎　16
carcinoido tumor　85
cavernous hemangioma　89
Charcot-Leyden 結晶　62
cholangiocarcinoma　80
CNSDC；chronic non-supprative destructive cholangitis　30, 47
Congo red　70
copper binding protein　48
cytokeratin 7　82
cytotoxic T cell　76

D

D 型急性肝炎　16
Desse 腔　12
dysplasia　21
dysplastic nodules　85

E

E 型急性肝炎　17
EMA；epithelial membrane antigen　82
epithelioid hemangioendotheioma　89

F

feathery degeneration　48
FNH；focal nodular hyperplasia　85
focal fatty change　93
focal necrosis　15

G

G 型急性肝炎　17
Gaucher 病　67
glucocerebroside　67
glucogen strorage disease (type Ia)　79
Grade　23
ground-glass cell　21

H

HBV キャリア　16
hepatoid adenocarcinoma　79

I

inflammatory pseudotumor　90
International Working Party 分類　85

K

Kupffer 細胞　13

L

large regenerative nodule　53
liver celol adenoma　79

M

macro-nodular type　53
Mallory 体　41, 48, 55, 75
micro-nodular type　53
mixed-nodular type　53

N

necrosis　13
nodular regenerative hyperplasia　87
NASH；nonalcoholic steatohepatitis　44

O

one-cell plate　9
onion-skin lesion　50

P

peliosis hepatis 38
periductal fibrosis 50
piecemeal necrosis 19, 26, 29, 50
portal tract 12
pseudolipoma 94
pseudolymphoma 95

R

regenerative nodule 53

S

solitary necrotic nodule 91
Stage 23

T

TAE 76

two-cell plate 9

V

veno-occlusive disease 37
von Gierke's 病 65
von Meyenburg complex 82

W

Wilson 病 68

● 初出一覧

1. 正常肝の肝組織像　　　　　　　　　本書初出
2. 急性ウイルス性肝炎　　　　　　　　臨牀消化器内科　13；131-136，1998
3. 慢性ウイルス性肝炎　　　　　　　　臨牀消化器内科　13；277-281，1998 より改変
4. 自己免疫性肝炎　　　　　　　　　　臨牀消化器内科　13；421-428，1998
5. 薬剤性肝障害　　　　　　　　　　　臨牀消化器内科　13；551-556，1998 より改変
6. アルコール性肝障害　　　　　　　　臨牀消化器内科　13；693-697，1998 より改変
7. 原発性胆汁性肝硬変と原発性硬化性胆管炎　臨牀消化器内科　13；821-825，1998 より改変
8. 肝 硬 変　　　　　　　　　　　　　臨牀消化器内科　13；1287-1292，1998
9. 寄生虫性肝疾患　　　　　　　　　　臨牀消化器内科　13；1427-1431，1998 より改変
10. 代謝性疾患　　　　　　　　　　　　臨牀消化器内科　13；1555-1560，1998
11. 肝細胞癌　　　　　　　　　　　　　臨牀消化器内科　13；1657-1663，1998 より改変
12. 肝癌以外の結節性病変　　　　　　　臨牀消化器内科　13；1815-1820，1998 および
　　　　　　　　　　　　　　　　　　　臨牀消化器内科　13；1927-1936，1998 より改変

肝病理標本の読み方

2001年4月10日　第1版1刷発行

編　集：神 代 正 道
発行者：増 永 和 也
発行所：株式会社日本メディカルセンター
　　　　東京都千代田区神田神保町1-64（神保町協和ビル）
　　　　〒101-0051　TEL 03(3291)3901(代)
印　刷：三報社印刷株式会社

ISBN4-88875-129-3　¥6600E

© 2001　　乱丁・落丁は，お取り替え致します．

本書に掲載された著作物の複写・転載およびデータベースへの取り込みに関する許諾権は日本メディカルセンターが保有しています．
R 〈日本複写権センター委託出版物・特別扱い〉
本書の全部または一部を無断で複写複製（コピー）することは，著作権法上での例外を除き，禁じられています．本書からの複写を希望される場合は，日本複写権センター(03-3401-2382)にご連絡ください．